Mohd. Faisal

Tumores dos tecidos moles

Mohd. Faisal

Tumores dos tecidos moles

Uma análise da literatura

ScienciaScripts

Imprint

Any brand names and product names mentioned in this book are subject to trademark, brand or patent protection and are trademarks or registered trademarks of their respective holders. The use of brand names, product names, common names, trade names, product descriptions etc. even without a particular marking in this work is in no way to be construed to mean that such names may be regarded as unrestricted in respect of trademark and brand protection legislation and could thus be used by anyone.

Cover image: www.ingimage.com

This book is a translation from the original published under ISBN 978-3-659-88091-9.

Publisher:
Sciencia Scripts
is a trademark of
Dodo Books Indian Ocean Ltd. and OmniScriptum S.R.L publishing group

120 High Road, East Finchley, London, N2 9ED, United Kingdom
Str. Armeneasca 28/1, office 1, Chisinau MD-2012, Republic of Moldova, Europe
Managing Directors: Ieva Konstantinova, Victoria Ursu
info@omniscriptum.com

Printed at: see last page
ISBN: 978-620-2-75753-9

Dedicado a

Os meus pais, Sr. MaroofAli e Sra. Aisha Bano, e os meus adoráveis irmãos, Sr. Mohd. Shanawaz, Mohd. Umar e Mohd. Shadab

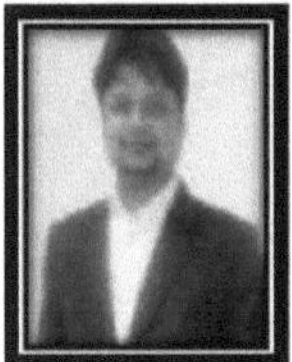

O Dr. Mohd. Faisal obteve o seu bacharelato em Cirurgia Dentária (2014) no Career Post Graduate Institute of Dental Sciences & Hospital situado no norte de Lucknow (ci ty of Nawabs in 18 th century).

Atualmente, está a frequentar o Mestrado em Cirurgia Dentária (2015-18) no mesmo instituto, na área da Medicina Oral.
Patologia e Microbiologia. Tem várias publicações nacionais e internacionais em seu nome.

MOHD. FAISAL

"A forma mais difícil de aprender é a da leitura fácil; mas um grande livro que vem de um grande pensador é um navio de pensamento, profundamente carregado de verdade e beleza".

- PABLO NERUDA

RECONHECIMENTO

Estou grato ao Todo-Poderoso por ter iluminado o meu caminho e me ter abençoado com sabedoria e coragem para ultrapassar todos os obstáculos.

Estou em dívida para com a minha venerada professora e orientadora, **Dra. (Sra.) Balasundari Sreedhar,** Professora e Chefe do Departamento de Patologia Oral, Career Post Graduate Institute of Dental Sciences & Hospital, Lucknow, pela sua orientação inestimável, ajuda sem reservas e encorajamento constante. Agradeço-lhe por ter proporcionado um ambiente agradável no departamento, o que me ajudou a atingir o meu objetivo.

É com suprema sinceridade e profundo sentido de apreço que agradeço ao meu estimado professor e co-orientador **D. Akhtar Riaz,** Leitor, Departamento de Patologia Oral e Microbiologia, Career Post Graduate Institute of Dental Sciences & Hospital. Estou-lhe eternamente grato pelo apoio e encorajamento constantes que me deu durante todo o curso de estudo. A sua insistência em ser primeiro um bom ser humano e depois um bom professor sempre estimulou e influenciou o meu pensamento. Sinto-me afortunado por ter a honra de ser formado por ele e espero continuar a fazê-lo nos próximos anos.

Tenho o privilégio de expressar a minha gratidão ao meu estimado professor, **Dr. Naeem Ahmad,** Leitor, Departamento de Dentisteria Protética, Career Graduate Institute of Dental Sciences & Hospital, Lucknow, por ter sido a força que impulsionou este trabalho de investigação até ao seu ponto culminante. Teve a amabilidade de concetualizar e supervisionar este livro. A sua forma lógica de pensar, a supervisão incansável, o exame minucioso, as ideias inovadoras e o aconselhamento construtivo foram de grande ajuda para mim. O seu grande interesse pela investigação tem sido a minha inspiração e motivação.

Estou igualmente grato ao **Sr. Azmat AU,** Presidente do Career Group of Institutions e ao **Sr. Iqbal AU,** Vice-Presidente do Career Group of Institutions por terem proporcionado a oportunidade e uma atmosfera de coordenação para a realização deste trabalho de investigação sem problemas nesta estimada instituição.

Devo dizer que uma tarefa como esta não teria sido fácil sem a ajuda e as sugestões práticas dos meus colegas. Gostaria de lhes agradecer os seus conselhos, o seu apoio e a sua cooperação, que em muito contribuíram para a sua realização

As palavras não são suficientes para expressar a minha gratidão à minha família pelo seu amor e apoio incondicionais em todos os momentos. Se sou, o que sou hoje, é graças à minha família.

Agradeço sinceramente ao meu irmão mais velho, **o Sr. Mohd. Shanawaz, pelo** seu apoio, orientação e encorajamento para que este livro atingisse o seu formato atual

Uma dedicatória especial ao meu irmão **Dr. Mohd. Umar,** Estudante de PG, Departamento de

Dentisteria Protética, Career Graduate Institute of Medical Sciences & Hospital, Lucknow, cujo apoio inexplicável me ajudou imenso a completar este livro. Ele tem sido uma fonte perpétua de inspiração e encorajamento.

*Uma dedicação especial ao meu irmão **Dr. Mohd. Shadab**, Cirurgião Dentista, Career Graduate Institute of Dental Sciences & Hospital, Lucknow, cujo apoio incondicional me ajudou imenso a concluir este trabalho. Uma simples palavra de agradecimento não é suficiente para exprimir o seu apoio inabalável, a sua vigilância atenta e a sua ajuda inestimável durante a preparação deste livro. Gostaria de lhe exprimir o meu profundo sentimento de gratidão e os meus sinceros agradecimentos.*

*Gostaria de agradecer à minha cara-metade, **a Sra. Fareen Faisal Ali**, por ser uma fonte constante de inspiração e um pilar da minha força e, sem a sua ajuda, este trabalho nunca teria atingido o seu ponto culminante.*

*No final, gostaria também de aproveitar esta oportunidade para venerar a minha sincera gratidão aos meus respeitados pais, **Sr. Maroof Ali e Sra. Aisha Bano**, pela sua valiosa orientação; sempre me encorajaram em todos os meus esforços na vida.*

- MOHD. FAISAL

Índice

CAPÍTULO 1

INTRODUÇÃO

Os tumores dos tecidos moles representam um grupo heterogéneo e complexo de lesões mesenquimatosas que podem apresentar uma vasta gama de diferenciação. A classificação histológica baseia-se na demonstração morfológica de uma linha específica de diferenciação, mas, apesar do extraordinário contributo de técnicas de diagnóstico auxiliares, como a microscopia eletrónica e a imuno-histoquímica, a classificação das neoplasias mesenquimatosas continua a ser objeto de debate contínuo. A verdadeira incidência dos tumores dos tecidos moles é quase impossível de determinar, especialmente no caso dos tumores benignos, porque muitos destes tumores não são objeto de biopsia. Os sarcomas dos tecidos moles, comparados com os carcinomas e outras neoplasias, constituem menos de 1% de todos os cancros.[1]

Epidemiologia

Os tumores mesenquimatosos benignos são mais numerosos do que os sarcomas por um fator de, pelo menos, 100. A incidência clínica anual (número de novos doentes que consultam um médico) dos tumores benignos dos tecidos moles foi estimada em até 3000/milhão de habitantes[1], enquanto a incidência anual do sarcoma dos tecidos moles é de cerca de 30/milhão, ou seja, menos de 1% de todos os tumores malignos[2].

Caraterísticas clínicas

A maioria das lesões benignas localiza-se nos tecidos moles superficiais (dérmicos ou subcutâneos). A lesão benigna mais frequente é o lipoma, que muitas vezes não é tratado. A maioria das lesões benignas não tem caraterísticas clínicas distintas. A maioria dos sarcomas dos tecidos moles das extremidades e da parede do tronco apresenta-se como tumores indolores, observados acidentalmente, que não influenciam a função ou o estado geral de saúde, apesar do volume tumoral frequentemente grande.

CAPÍTULO 2

INCIDÊNCIA DE TUMORES DOS TECIDOS MOLES

Diagnosis	Number of lesions per 1,000 population*		
	Males	Females	Total
Irritation fibroma	13.0	11.4	12.0
Hemangioma	8.4	4.1	5.5
Papilloma	5.3	4.2	4.6
Papillary hyperplasia	1.7	3.8	3.0
Mucocele	1.9	2.6	2.5
Leaf-shaped fibroma	0.4	1.2	0.9
Lipoma	0.2	0.1	0.2
Pyogenic granuloma	0.0	0.07	0.04
Neurofibroma	0.0	0.07	0.04

* População total examinada = 23 616 adultos com mais de 35 anos de idade

CAPÍTULO 3

CLASSIFICAÇÃO HISTOLÓGICA DOS SARCOMAS DOS TECIDOS MOLES

A classificação, baseada apenas em parâmetros histológicos, avalia o grau de malignidade e principalmente a probabilidade de metástases à distância.

Os dois sistemas mais utilizados são o sistema do NCI (United States National Cancer Institute)[3] e o sistema da FNCLCC (French Federation Nationale des Centres de Lutte Contre le Cancer)[4]

De acordo com a metodologia definida em 1984 [3] e aperfeiçoada em 1999 [5], o sistema NCI utiliza uma combinação de tipo histológico, celularidade, pleomorfismo e taxa mitótica para atribuir o grau 1 ou 3. Todos os outros tipos de sarcomas foram classificados como grau 2 ou grau 3, consoante a quantidade de necrose tumoral, sendo 15% de necrose o limiar para a separação das lesões de grau 2 e grau 3.

O sistema FNCLCC baseia-se numa pontuação obtida através da avaliação de três parâmetros selecionados após análise multivariada de várias caraterísticas histológicas: diferenciação do tumor, taxa mitótica e quantidade de necrose do tumor.

Sistema de classificação FNCLCC: definição de parâmetros

TUMOR DIFFERENTIATION
Score 1: Sarcomas closely resembling normal adult mesenchymal tissue (e.g., low grade leiomyosarcoma).
Score 2: Sarcomas for which histological typing is certain (e.g., myxoid liposarcoma).
Score 3: Embryonal and undifferentiated sarcomas, sarcomas of doubtful type. (e.g., synovial sarcomas,osteosarcomas, PNET.)
MITOTIC COUNT
Score 1: 0-9 mitoses per 10 HPF
Score 2: 10-19 mitoses per 10 HPF
Score 3: >/=20 mitoses per 10 HPF
TUMOR NECROSIS
Score 0: no necrosis
Score 1: <50% tumour necrosis
Score 2: >/= 50% tumour necrosis
HISTOLOGICAL GRADE
Grade 1: total score 2,3
Grade 2: total score 4,5
Grade 3: total score 6, 7, 8

CAPÍTULO 4

ESTADIAMENTO DOS SARCOMAS DOS TECIDOS MOLES

O principal sistema de estadiamento utilizado para o STS foi desenvolvido pela União Internacional contra o Cancro (UICC) e pelo American Joint Committee on Cancer (AJCC) e parece ser clinicamente útil e ter valor prognóstico. Este sistema TNM incorpora o grau histológico, bem como o tamanho e a profundidade do tumor, o envolvimento dos gânglios linfáticos regionais e as metástases à distância. Acomoda sistemas de classificação de 2, 3 e 4 níveis.

Classificação TNM dos sarcomas dos tecidos moles

Primary tumour (T) TX: primary tumour cannot be assessed 　　T0: no evidence of primary tumour 　　T1: tumour </= 5cm in greatest dimension 　　T1a: superficial tumour 　　T1b: deep tumour 　　T2: tumour > 5cm in greatest dimension 　　T2a: superficial tumour 　　T2b: deep tumour
Regional lymph nodes (N) NX: regional lymph nodes cannot be assessed 　　N0: no regional lymph node metastasis 　　N1: regional lymph node metastasis
Distant metastasis (M) 　　M0: no distant metastasis 　　M1: distant metastasis
Histopathological Grading
TNM two grade system   Three grade systems   Four grade systems

Low grade	Grade 1			Grade 1
				Grade 2
High grade	Grade 2			Grade 3
	Grade 3			Grade 4
Stage IA	T1a	N0,NX	M0	Low grade
	T1b	N0,NX	M0	Low grade
Stage IB	T2a	N0,NX	M0	Low grade
	T2b	N0,NX	M0	Low grade
Stage IIA	T1a	N0,NX	M0	High grade
	T1b	N0,NX	M0	High grade
Stage IIB	T2a	N0,NX	M0	High grade
Stage III	T2b	N0,NX	M0	High grade
Stage IV	Any T	N1	M0	Any grade

CAPÍTULO 5

CLASSIFICAÇÃO CITOLÓGICA DOS TUMORES DOS TECIDOS MOLES

Os tumores dos tecidos moles são classificados em cinco grupos com base nos seus resultados citológicos:[6]

Padrão pleomórfico: O aspirado é ricamente celular e existe uma variação acentuada no tamanho e na forma das células. O pleomorfismo nuclear é marcante e algumas das células tumorais apresentam nucléolos grandes; podem ser detectadas células gigantes tumorais bizarras.

Por exemplo, lipossarcomas pleomórficos, sarcomas pleomórficos indiferenciados e rabdomiossarcomas pleomórficos.

Padrão de células fusiformes: As células fusiformes são libertadas como fascículos. Uma célula fusiforme típica tem núcleos fusiformes ou ovóides; o citoplasma é cónico, unipolar ou bipolar; as figuras mitóticas são variáveis. Por exemplo, fibrossarcomas e leiomiossarcomas.

Padrão mixoide: Os esfregaços mostram um fundo mixoide e a matriz cora-se de azul ou azul-violeta na coloração de May-Grunwald-Giemsa e ligeiramente verde na coloração de Papanicolaou. As células tumorais podem ser redondas, fusiformes ou pleomórficas.

Por exemplo, mixofibrossarcomas e lipossarcomas mixóides.

Padrão de células redondas pequenas: As células tumorais estão individualmente dispersas ou aparecem como aglomerados soltos e coesos de pequenas células redondas. Têm núcleos redondos a ovais e citoplasma escasso. Por exemplo, sarcoma de Ewing *I* PNET e neuroblastomas.

Padrão celular epitelioide (poligonal): As células tumorais ocorrem em grupos, aglomerados apertados, ou estão dispersas como células redondas a poligonais com citoplasma abundante. Por exemplo, sarcomas epitelioides e sarcomas de células claras.

CAPÍTULO 6

CLASSIFICAÇÃO DA OMS DOS TUMORES DOS TECIDOS MOLES

A classificação da OMS dos tumores dos tecidos moles foi publicada pela primeira vez em 1969 e foi revista duas vezes em 1994 e 2002. Seguem-se algumas das principais alterações que ocorreram na última classificação:

Tumor fibroblástico *I* **chamado tumor fibro-histiocítico:** A alteração mais notável neste grupo é o facto de o histiocitoma fibroso maligno ter perdido a sua glória e ter sido relegado para um "sarcoma pleomórfico indiferenciado". O histiocitoma fibroso mixoide foi substituído pelo "mixofibrossarcoma", que representa o sarcoma de tecidos moles mais comum em indivíduos idosos.

Tumor do músculo liso e tumores do músculo esquelético: sem alterações significativas.

Tumores adipocíticos: Um lipossarcoma bem diferenciado não tem potencial maligno, pelo que "tumor lipomatoso atípico" é o termo preferido quando os tumores surgem nas extremidades e noutros locais passíveis de cirurgia. No entanto, o termo "lipossarcoma bem diferenciado" é reservado para tumores que surgem no retroperitoneu e no mediastino. A ressecção incompleta resulta em recorrência local, mesmo na ausência de desdiferenciação. O miolipoma e o lipoma condroide são duas novas entidades incluídas na classificação recente. **Tumores pericíticos:** Alguns tumores anteriormente classificados como hemangiopericitomas são indistinguíveis dos "tumores fibrosos solitários". No entanto, os hemangiopericitomas sinonasais parecem ser verdadeiras lesões pericíticas. Grandes grupos de tumores pericíticos/perivasculares foram renomeados como "miopericitomas".

Tumores vasculares: Os hemangioendoteliomas de células fusiformes foram rebaptizados como "hemangiomas de células fusiformes".

Classificação da OMS dos tumores mesenquimatosos dos tecidos moles (2002)

1. **TUMORES ADIPOCÍTICOS**

Lipoma

Lipomatose

Lipomatose do nervo

Lipoblastoma / Lipoblastomatose

Angiolipoma

Miolipoma

Lipoma condroide

Angiomiolipoma extrarrenal

Mielolipoma extra-adrenal Lipoma de células

fusiformes/leomórfico

Hibernoma

Tumor lipomatoso atípico/Tumor lipossarcoma bem

diferenciado

MALIGNANTE

Lipossarcoma desdiferenciado

Lipossarcoma mixoide

Lipossarcoma de células redondas

Lipossarcoma pleomórfico

Lipossarcoma de tipo misto

Lipossarcoma não especificado

2. **TUMORES FIBROBLÁSTICOS / MIOFIBROBLÁSTICOS**

Fasceíte nodular

Fasceíte proliferativa

Miosite proliferativa

Miosite ossificante

Pseudotumor fibro-ósseo dos dígitos

Fasceíte isquémica

Elastofibroma

Hamartoma fibroso da infância

Miofibroma *I* Miofibromatose

Fibromatose coli

Fibromatose hialina juvenil

Fibromatose de corpos de inclusão

Fibroma da bainha do tendão

Fibroblastoma desmoplásico

Miofibroblastoma de tipo mamário

Fibroma aponeurótico calcificante

Angiomiofibroblastoma

Angiofibroma celular

Fibroma de tipo nucal

Fibroma de Gardner

Tumor fibroso calcificante

Angiofibroma de células gigantes

INTERMÉDIO (LOCALMENTE AGRESSIVO)

Fibromatoses superficiais (palmar / plantar)

Fibromatoses de tipo desmoide

Lipofibromatose

INTERMÉDIO (RARAMENTE COM METÁSTASES)

Tumor fibroso solitário e hemangiopericitoma Tumor
miofibroblástico inflamatório Sarcoma miofibroblástico de
baixo grau Sarcoma fibroblástico mixoinflamatório

Fibrossarcoma infantil

MALIGNANTE

Fibrossarcoma do adulto

Mixofibrossarcoma

Sarcoma fibromixóide de baixo grau Tumor de células fusiformes

hialinizante

Fibrossarcoma epitelioide esclerosante

3. **OS CHAMADOS TUMORES FIBRO-HISTIOCÍTICOS**

BENIGNO

    Tumor de células gigantes da bainha do tendão

    Tumor de células gigantes de tipo difuso

    Histiocitoma fibroso benigno profundo

INTERMÉDIO (RARAMENTE COM METÁSTASES)

    Tumor fibrohistiocítico plexiforme

    Tumor de células gigantes dos tecidos moles

MALIGNANTE

    Sarcoma pleomórfico 'MFH' / Sarcoma pleomórfico indiferenciado

    Sarcoma pleomórfico indiferenciado de células gigantes "MFH"/células gigantes

    HFM inflamatório / Sarcoma pleomórfico indiferenciado com inflamação proeminente

4. **TUMORES DO MÚSCULO LISO**

    Angioleiomioma

    Leiomioma profundo

    Leiomioma genital

    Leiomiossarcoma (exceto da pele)

5. **TUMORES PERICÍTICOS (PERIVASCULARES)**

    Tumor glómico (e variantes)

    Tumor glómico maligno

    Miopericitoma

6. **TUMORES DO MÚSCULO ESQUELÉTICO**

BENIGNO

    Rabdomioma

MALIGNANTE

    Rabdomiossarcoma embrionário

    Rabdomiossarcoma alveolar

    Rabdomiossarcoma pleomórfico

7. **TUMORES VASCULARES**

Hemangiomas

Hemangioma epitelioide

Angiomatose

Linfangioma

Hemangioendotelioma kaposiforme

Hemangioendotelioma retiforme

Angioendotelioma papilar intralinfático

Hemangioendotelioma composto

Sarcoma de Kaposi

MALIGNANTE

Hemangioendotelioma epitelioide

Angiossarcoma de tecidos moles

8. **TUMORES CONDRO-ÓSSEOS**

Condroma dos tecidos moles

Condrossarcoma mesenquimatoso

Osteossarcoma extra-esquelético

9. **TUMORES DE DIFERENCIAÇÃO INCERTA**

Mixoma intramuscular

Mixoma justa-articular

Angiomixoma profundo ("agressivo")

Tumor angiectásico hialinizante pleomórfico

Timoma hamartomatoso ectópico

Histiocitoma fibroso angiomatóide

Tumor fibromixóide ossificante

Tumor misto/Mioepitelioma/Paracordoma

Sarcoma sinovial

Sarcoma epitelioide

Sarcoma das partes moles alveolares

Sarcoma de células claras de tecidos moles

Condrossarcoma mixoide extra-esquelético (tipo "cordoide")

PNETI Tumor de Ewing extra-esquelético

Tumor desmoplásico de pequenas células redondas

Tumor rabdoide extra-renal

Mesenquimoma maligno

Neoplasias com diferenciação de células epitelioides perivasculares (PEComa)

Tumor miomelanocítico de células claras

TUMORES ADIPOCÍTICOS

Os tumores adipocíticos representam o maior grupo individual de tumores mesenquimatosos, devido à elevada prevalência de lipomas e angiolipomas.

As principais alterações e avanços desde a classificação da OMS de 1994 foram

- o reconhecimento de que o tumor lipomatoso atípico e o lipossarcoma bem diferenciado são essencialmente sinónimos e que as variações de comportamento específicas de cada local estão relacionadas apenas com a ressecabilidade cirúrgica,
- a inclusão de duas entidades recentemente caracterizadas, o miolipoma e o lipoma condroide, e
- a renomeação do hamartoma fibrolipomatoso do nervo como lipomatose do nervo.

LIPOMA

Definição

O lipoma é um tumor benigno composto por adipócitos brancos

maduros e é a neoplasia mesenquimal dos tecidos moles mais comum nos adultos.

Epidemiologia

O lipoma ocorre numa ampla faixa etária, mas é mais comum entre os 40 e os 60 anos e é mais frequente em indivíduos obesos.[7] Os lipomas são raros em crianças. Aproximadamente 5% dos pacientes apresentam múltiplos lipomas.

Localização:

O lipoma pode surgir no :[8] tecido subcutâneo (lipoma superficial) ou

- nos tecidos moles profundos (lipoma profundo) ou mesmo na superfície do osso (lipoma parosteal).

Os lipomas profundos que surgem no interior ou entre as fibras musculares esqueléticas são designados por lipomas intramusculares ou intermusculares, respetivamente.

O lipoma intramuscular surge durante a idade adulta média a tardia e envolve o músculo esquelético numa variedade de localizações, incluindo o tronco, a região da cabeça e do pescoço e as extremidades superiores e inferiores.

O lipoma intermuscular envolve um grupo etário semelhante ao do lipoma intramuscular e surge entre os músculos, mais frequentemente na parede abdominal anterior. O chamado lipoma arborescens (proliferação lipomatosa vilosa da membrana sinovial) caracteriza-se pela infiltração de gordura no tecido conjuntivo subsinovial e pode representar um processo reativo.

Caraterísticas clínicas

Os lipomas apresentam-se normalmente como uma massa de tecido mole indolor, exceto os maiores que podem ser dolorosos quando comprimem os nervos periféricos.

- Os lipomas superficiais são geralmente mais pequenos (< 5 cm) do que
- Os mais profundos (> 5cm).

Os pacientes com lipoma arborescens são geralmente homens adultos que se queixam de inchaço gradual da articulação afetada.[9] Podem ser observados filamentos fibrosos atenuados, mas não são tão proeminentes como nos lipomas atípicos. Os lipomas intramusculares são circunscritos de forma mais variável e o lipoma arborescens apresenta infiltração gordurosa difusa da sinóvia.

A etiologia

Desconhecido. Os lipomas são mais comuns em indivíduos obesos.

Histopatologia

O lipoma é composto por lóbulos de adipócitos maduros. As células são idênticas ao tecido adiposo circundante, com exceção de uma ligeira variação no tamanho e na forma das células nos lipomas. Os lipomas podem ocasionalmente apresentar áreas de formação óssea (osteolipoma), cartilagem (condrolipoma), tecido fibroso abundante (fibrolipoma) ou alterações mixóides extensas (mixolipoma). O lipoma intramuscular pode estar bem demarcado do músculo esquelético circundante ou, mais frequentemente, apresenta um padrão de crescimento infiltrativo com adipócitos maduros que se infiltram e envolvem as fibras musculares esqueléticas que, muitas vezes, mostram evidência de atrofia. No lipoma arborescens, o tecido conjuntivo subsinovial está infiltrado por adipócitos maduros; também estão normalmente presentes células inflamatórias dispersas.

Lipoma convencional

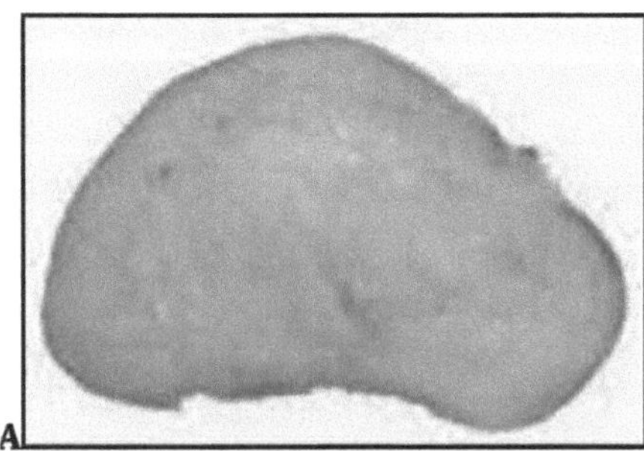

A. Grosso modo, o tumor está bem circunscrito e tem uma superfície de corte amarela homogénea.

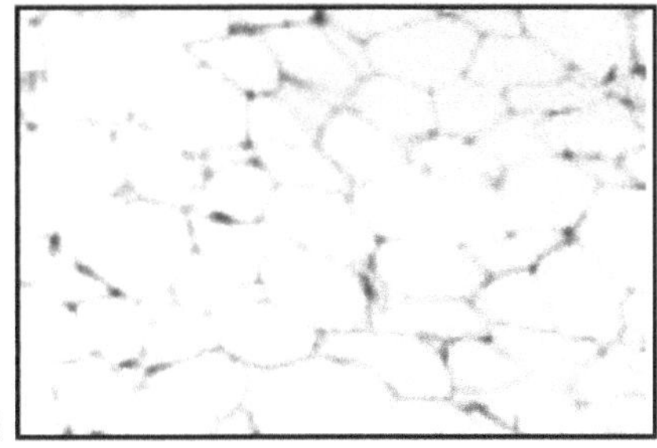

B. Os adipócitos maduros variam apenas ligeiramente em tamanho e forma e têm pequenos núcleos excêntricos.

Lipoma intramuscular:

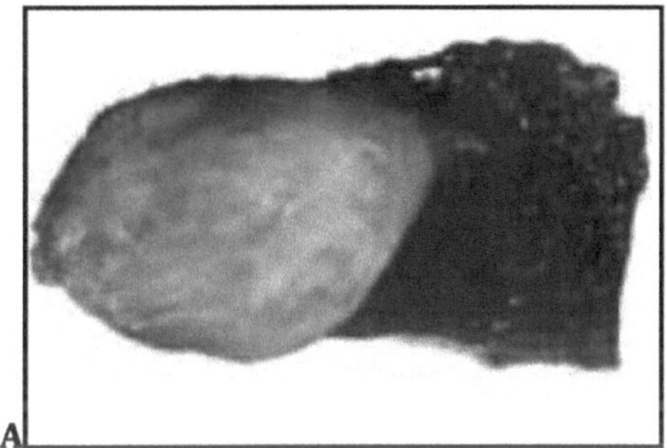

A. Este lipoma intramuscular parece bem circunscrito ao músculo esquelético adjacente (direita).

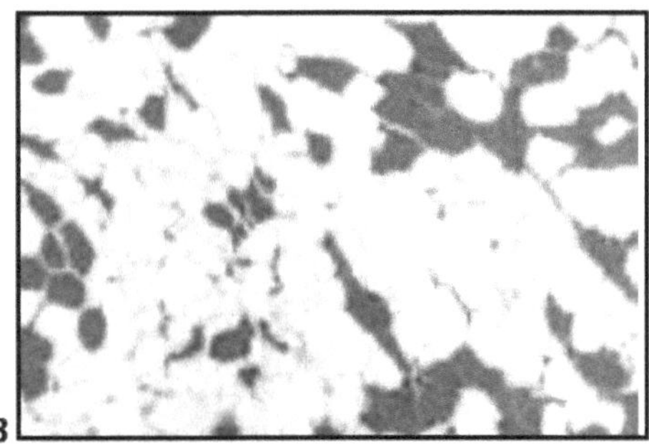

B. Os adipócitos maduros infiltram-se e envolvem as fibras musculares esqueléticas.

Imunofenótipo:

Os adipócitos maduros coram-se para a vimentina, a proteína S100 e a leptina .[10]

Definição

A lipomatose é um crescimento excessivo e difuso de tecido adiposo maduro. Ocorre numa variedade de situações clínicas e pode afetar diferentes regiões anatómicas do corpo.

Sinónimos

Doença de Madelung, síndroma de Launois-Bensaude.

Epidemiologia

A lipomatose difusa ocorre habitualmente em crianças com menos de 2 anos de idade, mas também pode surgir em adultos.[11] A lipomatose pélvica afecta mais frequentemente homens negros com idades compreendidas entre os 9 e os 80 anos.[12] A lipomatose simétrica desenvolve-se em homens de meia-idade de origem mediterrânica. Muitos doentes têm antecedentes de doença hepática ou consumo excessivo de álcool. A lipomatose esteroide manifesta-se em doentes sob terapêutica hormonal ou com produção endógena aumentada de esteróides adrenocorticais. A lipodistrofia VIH é frequentemente observada em doentes com SIDA tratados com inibidores da protease, mas também é observada em doentes que recebem outras formas de terapia antirretroviral.

Localização

A lipomatose difusa envolve o tronco, uma grande porção de uma extremidade, a cabeça e o pescoço, o abdómen, a pélvis ou o trato intestinal. Pode estar associada a macrodactilia ou gigantismo de um dígito[13]. A lipomatose simétrica manifesta-se por uma deposição simétrica de gordura na parte superior do corpo, particularmente no pescoço. A lipomatose esteroide é caracterizada pela acumulação de gordura na face, na região esternal ou na parte superior média das costas (corcunda de búfalo). A lipodistrofia VIH mostra tipicamente a acumulação de gordura visceral, adiposidade mamária, almofadas de gordura cervicais, hiperlipidemia, resistência à insulina, bem como perda de gordura na face e nos membros.[14]

Caraterísticas clínicas

Na maioria das formas de lipomatose, os doentes apresentam uma acumulação maciça de gordura nas áreas afectadas que pode simular uma neoplasia. Além disso, os doentes com lipomatose simétrica podem apresentar neuropatia e envolvimento do sistema nervoso central. Nestes doentes, a acumulação de gordura na zona inferior do pescoço pode também causar obstrução da laringe e compressão da veia cava.

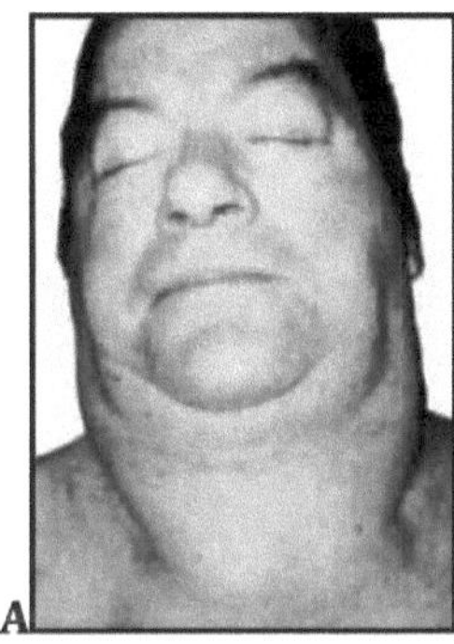

A. Doente com expansão maciça do pescoço, tipicamente simétrica.

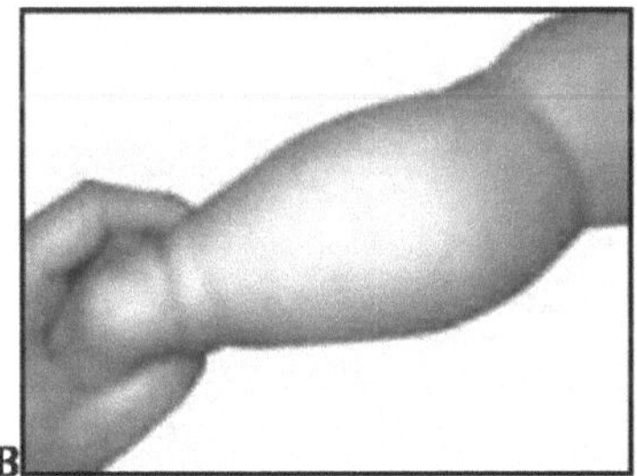

B. Lipomatose que se apresenta como um aumento difuso da parte inferior da perna num bebé

A etiologia

O mecanismo básico subjacente à lipomatose não é bem compreendido. Na lipomatose simétrica, mutações pontuais em genes mitocondriais têm sido implicadas na sua patogénese.[15] A semelhança entre a lipodistrofia do VIH e a lipomatose simétrica benigna sugere uma patogénese semelhante, na medida em que os danos no ADN mitocondrial podem ser induzidos pelos fármacos utilizados no tratamento do VIH.

Histopatologia

Consiste em lóbulos e placas de adipócitos maduros que podem infiltrar-se nos músculos esqueléticos.

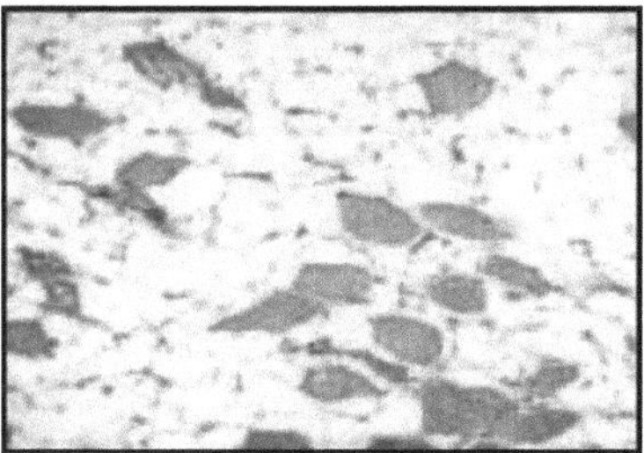

Imunofenótipo

O tecido adiposo apresenta coloração para vimentina e S-100, semelhante à gordura normal

LIPOMATOSE DO NERVO

Definição

A lipomatose do nervo é caracterizada pela infiltração do epineuro por tecido adiposo e fibroso. O tecido cresce entre e à volta dos feixes nervosos, causando assim o alargamento do nervo afetado.

Sinónimos

Hamartoma fibrolipomatoso, lipofibroma, fibrolipomatose, lipoma intraneural do nervo mediano, lipoma perineural, lipoma do nervo mediano, macrodistrofia lipomatosa, fibrolipoma neural.

Epidemiologia

A lipomatose do nervo é frequentemente observada pela primeira vez à nascença ou na primeira infância, mas os doentes podem não se apresentar para tratamento até ao início ou meados da idade adulta. Na maior série relatada, a idade dos pacientes variava de 11 a 39 anos. Uma vez que os tecidos constituintes são componentes normais do epineuro, alguns consideraram esta lesão como um hamartoma da bainha nervosa.[16] Em alguns casos está associada a macrodactilia dos dedos inervados pelo nervo afetado. A macrodactilia associada esteve presente em aproximadamente 1/3 dos pacientes, sendo 5 do sexo feminino e 2 do sexo masculino. As mulheres predominam quando o lipofibroma é acompanhado de macrodactilia, enquanto os homens são mais frequentemente afectados quando a macrodactilia está ausente.

Localização

O nervo mediano e os seus ramos digitais são os mais frequentemente afectados seguido do nervo ulnar. O processo também tem sido relatado como envolvendo locais incomuns, como os nervos cranianos e o plexo braquial.

Caraterísticas clínicas

Os doentes apresentam uma massa que aumenta gradualmente de tamanho na área afetada, que pode ser assintomática ou associada a défices motores ou sensoriais. Os doentes com acrodactilia apresentam um aumento simétrico ou assimétrico dos dedos afectados com aumento dos ossos envolvidos.

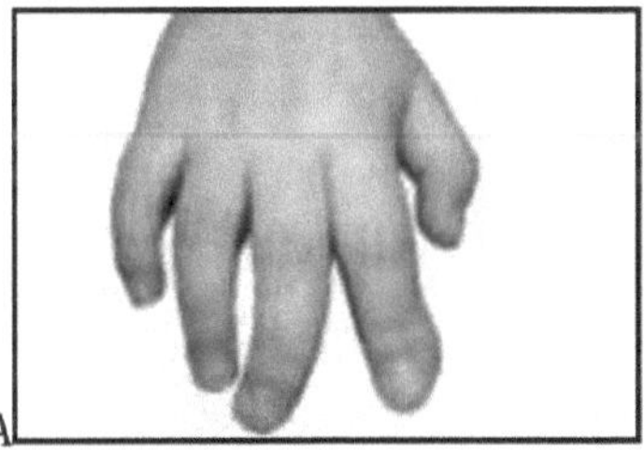

A. Um quadro clínico mostrando macrodactilia do segundo e terceiro dedos.

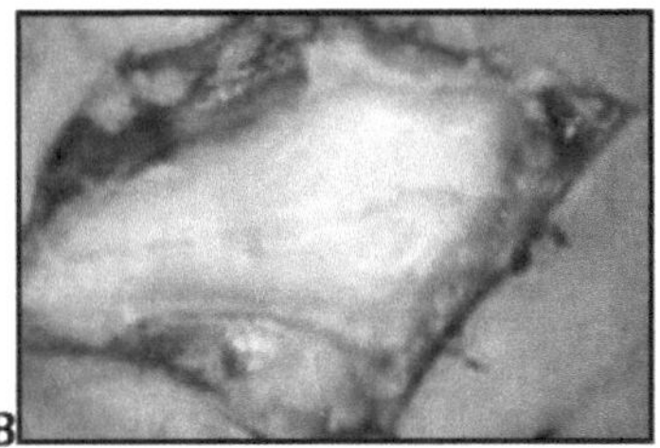

B.   Vista intra-operatória de lipomatose do nervo mostrando uma transição entre o nervo normal (esquerda) e a área afetada (direita).

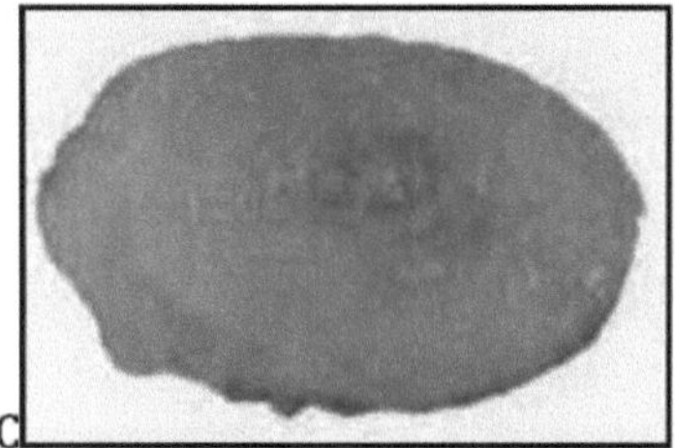

C. A secção transversal revela feixes de nervos presos no tecido fibroadiposo.

A etiologia

A etiologia é desconhecida. A lipomatose nervosa não está associada a qualquer síndrome nem existe qualquer predisposição hereditária conhecida.

Macroscopia

Em termos grosseiros, há um alargamento fusiforme do nervo por tecido fibrogorduroso amarelo, que está geralmente confinado à bainha epineural.

Histopatologia

Os compartimentos epineurais e perineurais do nervo alargado estão infiltrados por tecido adiposo maduro misturado com tecido fibroso que se disseca entre e separa os feixes nervosos individuais.[17] O tecido fibroso perineural concêntrico é uma caraterística proeminente. O nervo afetado pode também apresentar outras alterações, tais como septação perineural, formação de microfascículos e formação de pseudobolbo de cebola, imitando um perineurioma intraneural.

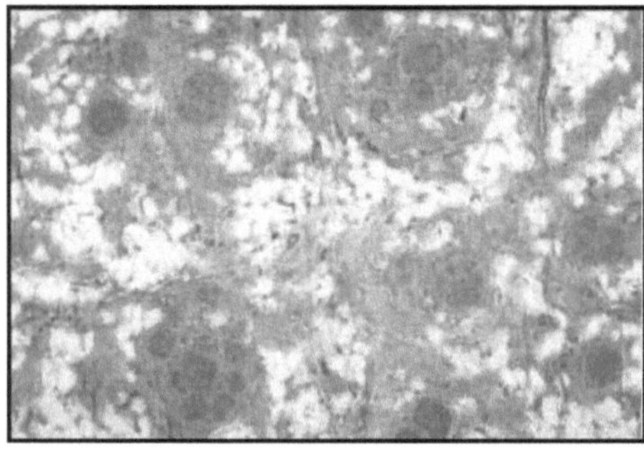

A. Infiltração epineural de tecido fibroadiposo que separa os feixes nervosos.

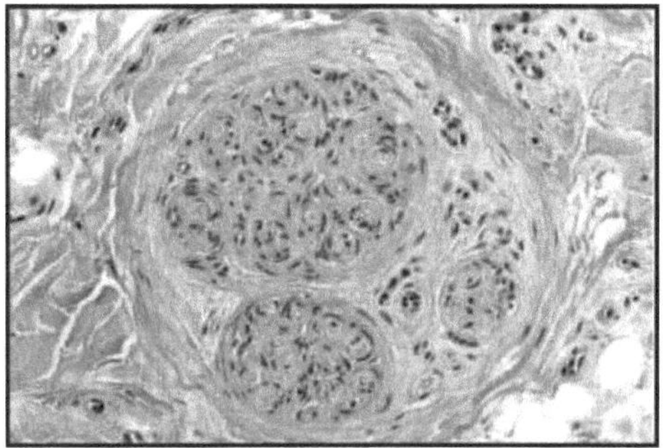

B. Os nervos apresentam formação de bolbos pseudo-iónicos e fibrose perineural.

Imunofenótipo

Os estudos imunohistoquímicos não são úteis no diagnóstico desta lesão, uma vez que todos os seus componentes são observados em nervos normais.

LIPOBLASTOMA / LIPOBLASTOMATOSE Definição

Tumor lobulado, localizado (lipoblastoma) ou difuso (lipoblastomatose), semelhante ao tecido adiposo fetal.

Sinónimos

Lipoma fetal, lipoma embrionário, lipoma infantil.

Epidemiologia

Ambos os tumores são mais frequentemente encontrados nos primeiros três anos de vida. Ocasionalmente, podem estar presentes à nascença ou em crianças mais velhas. Existe uma predileção pelo sexo masculino[18].

Localização

As extremidades estão mais frequentemente envolvidas, mas foram descritas localizações no mediastino, retroperitoneu, tronco, cabeça e pescoço e vários órgãos (pulmão, coração, glândula parótida).

Caraterísticas clínicas

A maioria dos doentes apresenta um nódulo/massa de tecido mole de crescimento lento, bem circunscrito e confinado ao subcutâneo no caso do lipoblastoma, infiltrando o músculo mais profundo no caso da lipoblastomatose. Dependendo da localização, o tumor pode comprimir estruturas adjacentes, como a traqueia.

Macroscopia

Apesar das excepções, os lipoblastomas são lesões relativamente pequenas (2-5 cm), apresentando tecido de aspeto adiposo com áreas gelatinosas.

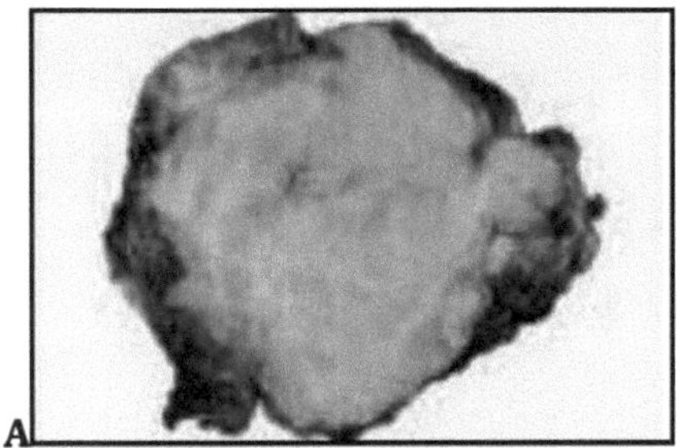

A. Grosso modo, o tumor apresenta uma lobularidade vaga e áreas
fibrosas/gelatinosas

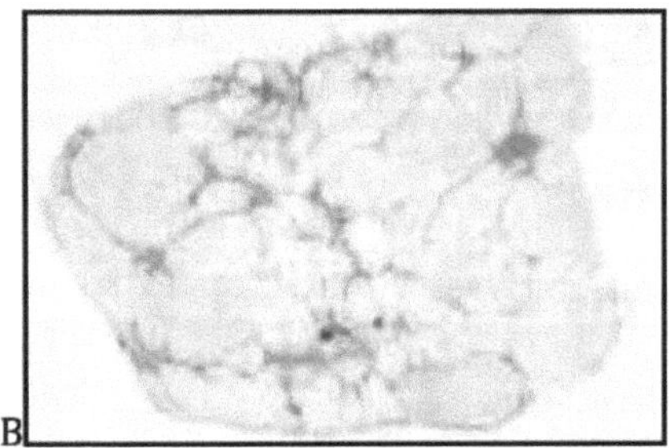

B. Adipócitos com lobulação proeminente

Histopatologia

O lipoblastoma apresenta um aspeto lobulado com uma mistura de adipócitos maduros e imaturos. A presença de adipócitos imaturos corresponde a lipoblastos em diferentes estádios de desenvolvimento. A lobulação é menos proeminente na lipoblastomatose, na qual ocorrem frequentemente fibras musculares aprisionadas. A matriz pode ser bastante mixoide, com um padrão vascular plexiforme, mimetizando assim o lipossarcoma mixoide. Este último tumor, que é excecionalmente raro em crianças com menos de 10 anos de idade, apresenta normalmente atipia nuclear e não apresenta o padrão lobulado pronunciado do lipoblastoma. No entanto, em casos raros

A análise genética molecular pode ser necessária para uma distinção definitiva. Ocasionalmente, o lipoblastoma(tose) pode apresentar hematopoiese extramedular ou células semelhantes a gordura castanha. Foi descrita a maturação celular, levando a um quadro semelhante a um lipoma. Quando os fascículos de células mesenquimatosas primitivas estão presentes nos septos, o lipoblastoma assemelha-se à lipofibromatose infantil ou fibromatose infantil. O aspeto lobulado, o estroma mixoide pelo menos focal e os capilares plexiformes, bem como o componente de gordura esmagador com lipoblastos, ajudam a separar o lipoblatoma(tose) destas lesões.

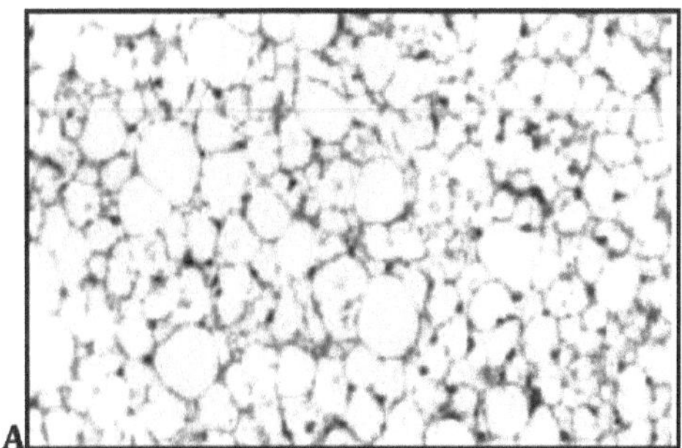

A Mistura de lipoblastos multivacuolados e adipócitos maduros.

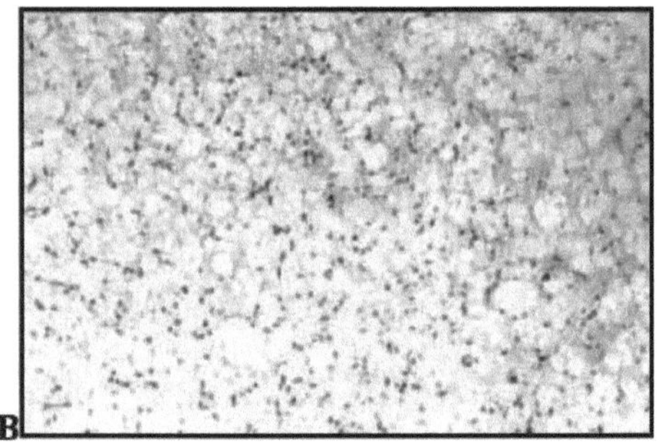

B Padrão vascular plexiforme delicado e alterações mixóides no lipoblastoma.

ANGIOLIPOMA

Definição

Nódulo subcutâneo constituído por células adiposas maduras, entremeadas por vasos pequenos e de paredes finas, alguns dos quais contêm trombos de fibrina.

Epidemiologia

Os angiolipomas são relativamente comuns e surgem normalmente no final da adolescência ou no início dos vinte anos. As crianças e os doentes com mais de 50 anos raramente são afectados. Há um predomínio do sexo masculino e foi descrita uma incidência familiar elevada (5% de todos os casos).[18] O modo de hereditariedade não é claro.

Localização

O antebraço é o local mais comum, seguido do tronco e do braço. Os angiolipomas espinhais e os hemangiomas intramusculares, anteriormente também designados por "angiolipomas infiltrantes", são lesões diferentes.

Caraterísticas clínicas

Os angiolipomas apresentam-se mais frequentemente como pequenos nódulos subcutâneos múltiplos, geralmente sensíveis a dolorosos. Não existe correlação entre a intensidade/ocorrência da dor e o grau de vascularização.

Macroscopia

Os angiolipomas apresentam-se como nódulos encapsulados de cor amarelada a avermelhada, na maioria das vezes com menos de 2 cm de diâmetro.

Histopatologia

Os angiolipomas são tipicamente constituídos por dois elementos mesenquimatosos: adipócitos maduros e vasos capilares ramificados, que geralmente contêm trombos de fibrina. A vascularização é mais proeminente na área subcapsular.[18] A proporção relativa de adipócitos e vasos varia e algumas lesões são quase completamente compostas por canais vasculares. Estes angiolipomas "celulares" devem ser distinguidos do angiossarcoma e do sarcoma de Kaposi.[19]

Os mastócitos intersticiais podem ser proeminentes e, em lesões mais antigas, está presente um aumento da fibrose.

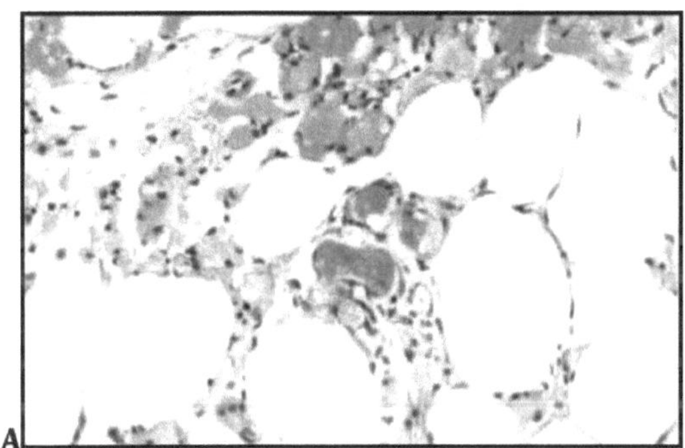

A. O tumor é constituído por adipócitos maduros e capilares, alguns dos quais contêm microtrombos.

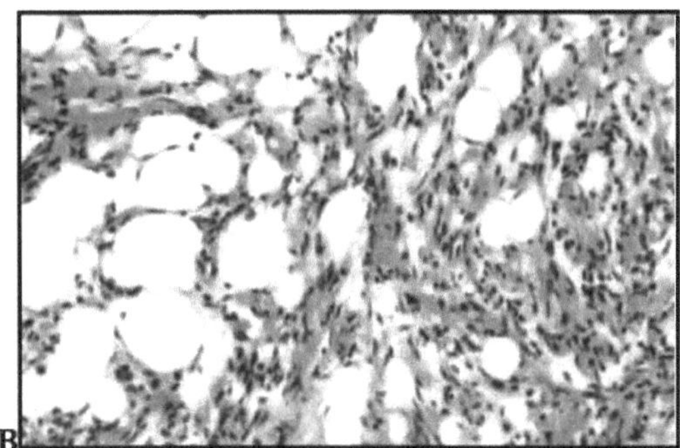

B. Angiolipoma celular, no qual os vasos predominam.

Definição

O miolipoma de tecidos moles é um tumor benigno que apresenta caraterísticas de músculo liso maduro e de tecido adiposo maduro.

Sinónimo

Lipoleiomioma extrauterino.

Epidemiologia

O miolipoma de tecidos moles é uma lesão extremamente rara que ocorre em adultos, com uma relação homem/mulher de 1:2.[20]

Localização

A maioria dos casos tem localização profunda e envolve a cavidade abdominal, o retroperitoneu e as áreas inguinais. A parede do tronco e as extremidades também podem estar envolvidas; estes casos são subcutâneos e podem crescer profundamente para envolver a fáscia muscular superficial.[20]

Caraterísticas clínicas

A maioria das lesões apresenta-se como uma massa palpável; as restantes são achados acidentais.

Macroscopia

Os miolipomas profundos dos tecidos moles variam entre 10 e 25 cm de tamanho; o tamanho médio é de 15 cm. As lesões mais pequenas são observadas no subcutâneo. Um tumor lipomatoso total ou parcialmente encapsulado mistura-se com filamentos e nódulos de áreas firmes branco-acastanhadas, fibrilares a espiraladas, correspondentes ao músculo liso.

Histopatologia

O componente do músculo liso é normalmente dominante, com um rácio músculo/gordura de 2:1. O músculo liso tende a distribuir-se uniformemente e a dispor-se em fascículos curtos, resultando num padrão semelhante a uma peneira à medida que atravessa a gordura As fibras individuais do músculo liso têm um citoplasma fibrilar profundamente acidófilo que se torna fucsinofílico com a coloração tricrómica de Masson. A cromatina nuclear está uniformemente dispersa, os nucléolos são discretos e não se observa qualquer atividade mitótica apreciável. Igualmente importante é a ausência de qualquer atipia no componente lipomatoso maduro do miolipoma. Não se observam células floretais e lipoblastos, nem vasos sanguíneos de paredes espessas de calibre médio, como se observa no angiomiolipoma. A esclerose e a inflamação focal podem estar presentes na gordura.

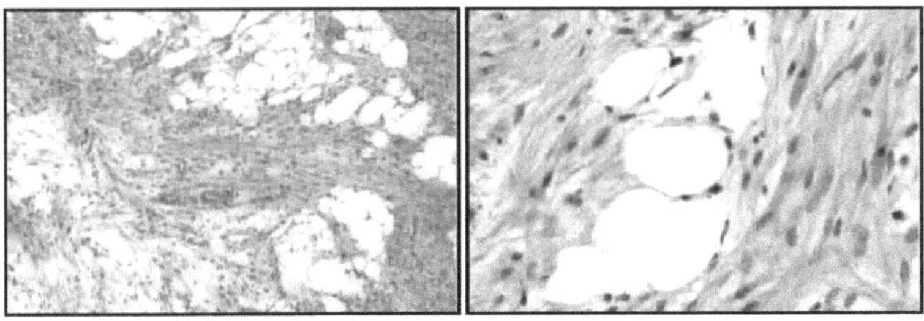

Tecido adiposo maduro e músculo liso maduro dispostos em fascículos curtos são vistos num miolipoma da extremidade distal.

Imunofenótipo

A coloração difusa e fortemente positiva da actina do músculo liso e da desmina confirma a presença de músculo liso no miolipoma.

LIPOMA CONDRÓIDE

Definição

O lipoma condroide é um tumor benigno do tecido adiposo, único e recentemente reconhecido, que contém lipoblastos, gordura madura e uma matriz condroide. Tem uma semelhança notável com o lipossarcoma mixoide e o condrossarcoma mixoide extra-esquelético.

Epidemiologia

O lipoma condroide é raro e afecta principalmente adultos com uma relação homem:mulher de 1:4 sem predileção racial.[21]

Localização

Este tumor ocorre mais frequentemente nas extremidades proximais e nas cinturas dos membros. No entanto, o tronco e as zonas da cabeça e do pescoço também podem ser afectados. O lipoma condroide tem frequentemente uma localização profunda, envolvendo o músculo esquelético ou os tecidos conjuntivos fibrosos profundos. Os casos que envolvem o subcutâneo tendem a colidir com a fáscia muscular superficial.

Caraterísticas clínicas

A maioria dos doentes apresenta uma massa indolor de duração variável. Em cerca de metade dos casos, existe uma história recente de aumento de volume. Os relatórios de estudos imagiológicos desta lesão são extremamente escassos.

Macroscopia

A maioria dos lipomas condróides tem 2-7 cm de tamanho, embora os casos com hemorragia possam ser significativamente maiores. Os tumores são tipicamente bem circunscritos e amarelados, sugerindo uma diferenciação gordurosa.

Histopatologia

O lipoma condroide é frequentemente encapsulado e, ocasionalmente, multilobular. As suas caraterísticas histológicas são ninhos e cordões de lipoblastos abundantes, uni e multivacuolados, embebidos numa matriz condroide proeminente mixoide a hialinizada, misturada com uma quantidade variável de tecido adiposo maduro. Os núcleos dos lipoblastos são pequenos e uniformes, variando de ovais, reniformes a multilobados, com cromatina uniformemente dispersa e nucléolos pequenos. O citoplasma é finamente vacuolado, contendo pequenas gotículas de lípidos e glicogénio PAS positivo. As células podem ter um citoplasma eosinofílico granular. O lipoma condroide é altamente vascularizado e, não raramente, contém hemorragia e fibrose. As colorações com azul de toluidina e azul de alcian a pHs controlados confirmam a presença típica de sulfatos de condroitina na matriz.[22]

Imunofenótipo

Os lipoblastos são fracamente positivos para a proteína S100, enquanto uma coloração mais forte é observada com o aumento da maturação adipocítica.[21] A vimentina é uniformemente positiva em todas as células; as citoqueratinas são detectadas em casos raros, correspondendo ultra-estruturalmente a tonofilamentos. O EMA é uniformemente negativo. O índice proliferativo com MIB1 é <1%.

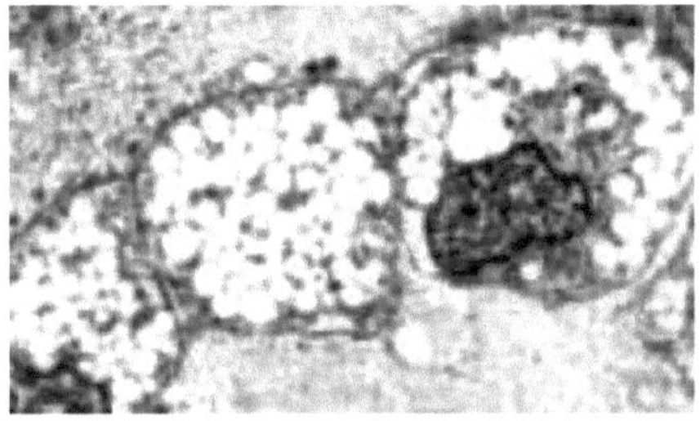

EM de lipoblastos dispostos em cordões e uma matriz condroide proeminente

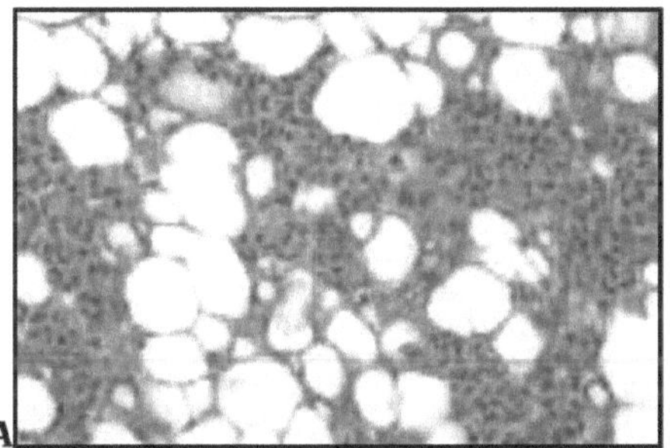

A. Gordura madura e ninhos de pequenos lipoblastos.

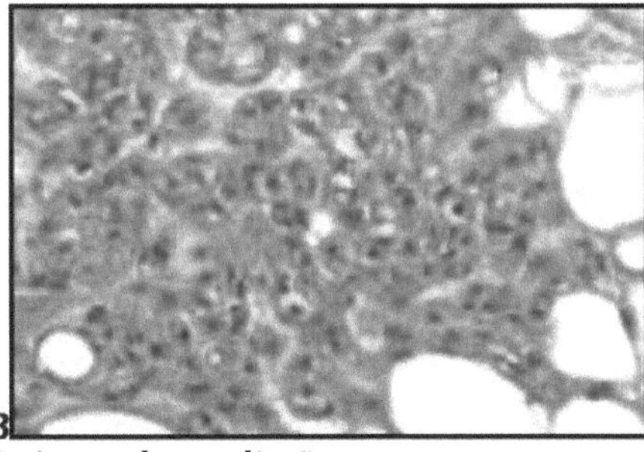

B. A grande ampliação mostra os pormenores celulares.

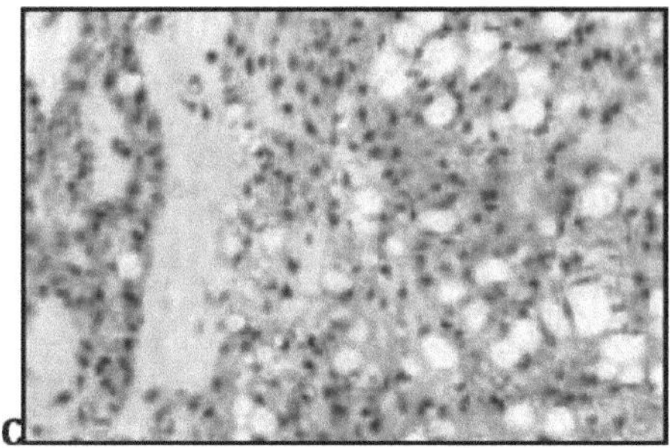

C. Gordura madura e ninhos de pequenos lipoblastos no lipoma condroide mostrando uma matriz mixoide mais proeminente.

LIPOMA DE CÉLULAS ESPINHOSAS / LIPOMA PLEOMÓRFICO Definição

O lipoma de células fusiformes e o lipoma pleomórfico, extremos de um espetro histológico comum, são lesões subcutâneas circunscritas que ocorrem tipicamente no pescoço e nas costas, normalmente em homens, e que são compostas por uma mistura variável de células fusiformes, células arredondadas hipercromáticas e células gigantes multinucleadas associadas a colagénio rugoso.

Localização

Os lipomas de células fusiformes / pleomórficos ocorrem predominantemente na zona posterior do pescoço e do ombro. A face, a testa, o couro cabeludo, a zona buco-perioral e o braço são locais menos comuns e a ocorrência na extremidade inferior é nitidamente rara.

Caraterísticas clínicas

Os lipomas fusiformes / pleomórficos apresentam-se tipicamente em homens idosos, com uma idade média superior a 55 anos, e apenas 10% dos doentes são mulheres. O tumor forma uma massa dérmica ou subcutânea móvel, assintomática, e existe frequentemente uma longa história. Raros doentes apresentam lesões múltiplas, tendo sido descrita a ocorrência familiar, sobretudo em homens.[23] Os lipomas fusiformes / pleomórficos têm um comportamento benigno e a excisão local conservadora é considerada suficiente.

Macroscopia

Em termos gerais, o lipoma de células fusiformes/lipoma pleomórfico forma uma massa oval ou discoide, de cor amarelada a branco-acinzentada, dependendo da extensão relativa dos componentes de gordura e de células fusiformes. O tumor tem frequentemente uma textura mais firme do que o lipoma normal, mas alguns exemplos têm uma textura gelatinosa.

Histopatologia

Histologicamente, num dos extremos do espetro histológico, o lipoma de células fusiformes é composto por fendas vasculares pouco densas e mitoticamente inactivas ("variante pseudoangiomatóide")[24] . No extremo oposto do espetro, o lipoma pleomórfico é caracterizado por pequenas células hipercromáticas fusiformes e arredondadas e células gigantes multinucleadas com núcleos dispostos radialmente num padrão "floretlike", como pétalas de flores. São frequentes os casos com caraterísticas intermédias entre o lipoma fusiforme clássico e o lipoma pleomórfico.

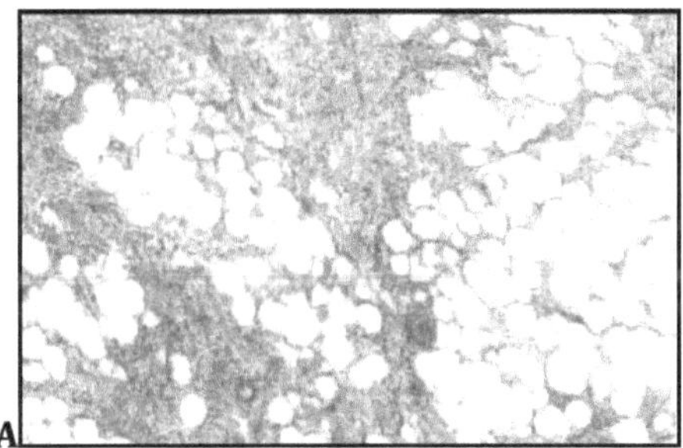

A. As proporções relativas dos componentes adipocíticos e de células fusiformes são variáveis.

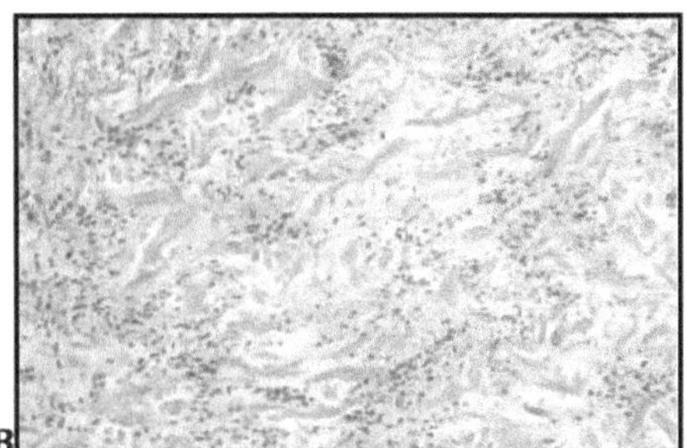

B. Algumas lesões são quase desprovidas de adipócitos e apresentam uma vaga

paliçada nuclear. Note-se os feixes de colagénio tipicamente em corda.

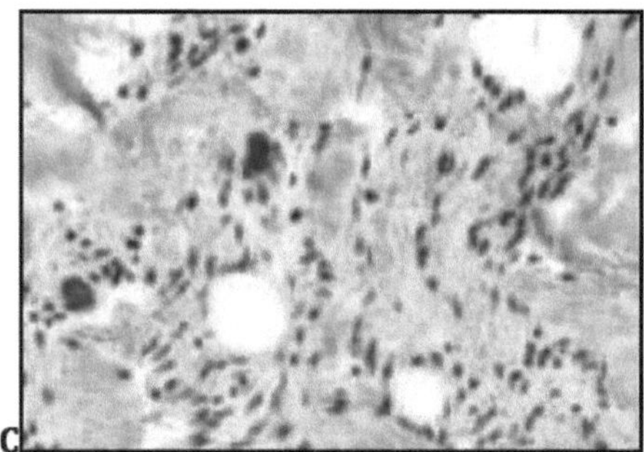

C. Caso típico com células fusiformes indistintas num fundo com fibras de colagénio espessas e um pequeno número de adipócitos

Imunofenótipo

As células fusiformes, tanto nos lipomas fusiformes como nos pleomórficos, são fortemente positivas para CD34 e podem raramente ser positivas para a proteína S100.[25]

HIBERNOMA

Definição

O hibernoma é um tumor adiposo benigno raro composto, pelo menos em parte, por células adiposas castanhas com citoplasma granular e multivacuolado. Este componente de gordura castanha é misturado em proporção variável com tecido adiposo branco. A gordura castanha residual, observada principalmente à volta dos gânglios linfáticos cervicais e axilares, não deve ser classificada como hibernoma.

Epidemiologia

Reconhecido desde a viragem do século, o hibernoma compreende 1,6% dos tumores lipomatosos benignos e aproximadamente 1,1% de todos os tumores adipocíticos nos ficheiros da AFIP. Com base nos dados da AFIP relativos a 170 casos, o hibernoma ocorre predominantemente em adultos jovens, com uma idade média de 38 anos. 60% ocorrem na terceira e quarta décadas, apenas 5% ocorrem em crianças

2-18 anos, e 7% nos doentes com mais de 60 anos. Existe uma ligeira predominância do sexo masculino.[26]

Localização

O hibernoma ocorre numa grande variedade de localizações. A localização mais comum é a coxa, seguida do tronco, extremidade superior e cabeça e pescoço. As variantes mixoide e de células fusiformes tendem a localizar-se na parte posterior do pescoço e nos ombros, à semelhança do lipoma de células fusiformes. Menos de 10% ocorrem nas cavidades intra-abdominal ou torácica.

Caraterísticas clínicas

O hibernoma é um tumor do subcutâneo de crescimento relativamente lento. Pelo menos 10% dos casos são intramusculares. Os hibernomas são normalmente indolores. A RMN revela septações não gordas no hibernoma, não encontradas no lipoma. Na TAC, o hibernoma tem uma atenuação de tecido intermédia entre a gordura e o músculo esquelético e realça com o contraste.

A etiologia

A etiologia do hibernoma é desconhecida, embora muitas lesões surjam nos locais onde normalmente se encontra a gordura castanha nos animais que hibernam e nos fetos/recém-nascidos humanos.[27]

Macroscopia

O tamanho médio do hibernoma é de 9,3 centímetros, variando entre 1 e 24 centímetros. Os hibernomas são lobulares, bem demarcados e variam em cor de amarelo a castanho. Têm uma superfície de corte gordurosa, macia e esponjosa.

Histopatologia

Histologicamente, os hibernomas variam no conteúdo e no aspeto das células poligonais de gordura castanha, na proliferação de pequenos capilares associada e no fundo do estroma, resultando em seis variantes. A maioria dos tumores contém um grande número de células adiposas castanhas multivacuoladas com citoplasma abundante e granular. A variante eosinofílica é composta principalmente por células adiposas castanhas multivacuoladas de aspeto granular com nucléolos proeminentes

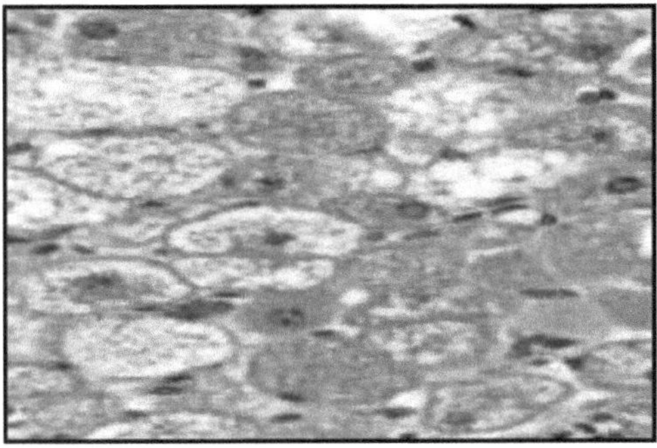

Pormenor da variante eosinofílica com células adiposas castanhas granulares, multivacuoladas e nucléolos proeminentes.

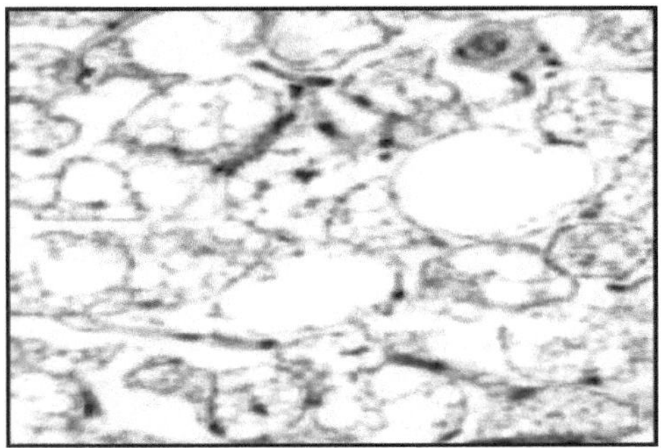

A variante de células pálidas tem uma qualidade tinctorial pálida das células adiposas castanhas multivacuoladas.

Imunofenótipo

As células do hibernoma são variavelmente, por vezes fortemente, positivas para a proteína S100. A variante de células fusiformes tem um componente de células fusiformes CD34 positivo, semelhante ao lipoma de células fusiformes, enquanto as outras variantes de hibernoma são negativas para CD34.[25]

Definição

O tumor lipomatoso atípico (ALT) *I* lipossarcoma bem diferenciado (WD) é uma neoplasia mesenquimal maligna intermédia (localmente agressiva) composta na totalidade ou em parte por uma proliferação adipocítica madura que apresenta uma variação significativa no tamanho das células e, pelo menos, atipia nuclear focal tanto nos adipócitos como nas células estromais. A presença de células estromais hipercromáticas dispersas, frequentemente multinucleadas, e um número variável de lipoblastos monovacuolados ou multivacuolados (definidos pela presença de um ou vários vacúolos citoplasmáticos com margens nítidas a envolver um núcleo hipercromático alargado) podem contribuir para o diagnóstico morfológico. A utilização do termo "tumor lipomatoso atípico" é determinada principalmente pela localização e ressecabilidade do tumor.

Sinónimos

Lipoma atípico, lipossarcoma adipocítico, lipossarcoma tipo lipoma, lipossarcoma esclerosante, lipossarcoma de células fusiformes, lipossarcoma inflamatório.

Epidemiologia

O lipossarcoma ALT/WD é responsável por cerca de 40-45% de todos os lipossarcomas e, por conseguinte, representa o maior subgrupo de neoplasias adipocíticas agressivas. Estas lesões ocorrem maioritariamente em adultos de meia-idade, com um pico de incidência na 6ª década. São extremamente raros os exemplos convincentes na infância. Os homens e as mulheres são igualmente afectados, com a exceção óbvia das lesões que afectam o cordão espermático.[27]

Localização

O lipossarcoma ALT/WD ocorre mais frequentemente nos tecidos moles profundos dos membros, especialmente na coxa, seguido do retroperitoneu, da área paratesticular e do mediastino. Estas lesões podem também surgir no tecido subcutâneo e, muito raramente, na pele.

Caraterísticas clínicas

O lipossarcoma ALT/WD apresenta-se habitualmente como uma massa de crescimento indolor e profunda, que pode atingir lentamente um tamanho muito grande, particularmente quando surge no retroperitoneu. As lesões retroperitoneais são frequentemente assintomáticas até o tumor ultrapassar os 20 cm de diâmetro e podem ser descobertas por acaso.

Macroscopia

O lipossarcoma ALT/WD consiste normalmente numa massa lobulada grande, geralmente bem circunscrita. No retroperitoneu, podem existir várias massas descontínuas. Raramente, pode ser encontrado um padrão de crescimento infiltrativo. A cor varia de amarelo a branco (e firme), dependendo da proporção de áreas adipocíticas, fibrosas e/ou mixóides. As áreas de necrose da gordura são comuns nas lesões maiores.

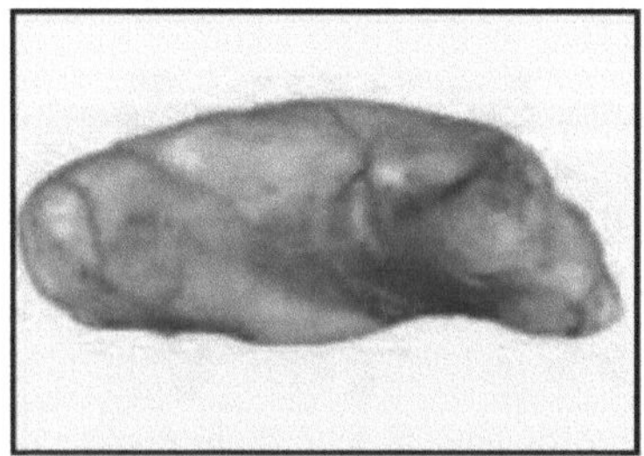

Tumor lipomatoso atípico / Lipossarcoma bem diferenciado. Peça cirúrgica mostrando uma massa bem circunscrita e lobulada.

Histopatologia

O lipossarcoma ALT/WD pode ser subdividido morfologicamente em quatro subtipos principais: adipocítico (lipoma-like), esclerosante, inflamatório e fusocelular.[28] A presença de mais de um padrão morfológico na mesma lesão é comum, particularmente em tumores retroperitoneais. Microscopicamente, o lipossarcoma ALT/WD é composto por uma proliferação adipocítica relativamente madura, na qual, em contraste com o lipoma benigno, uma variação significativa no tamanho das células é facilmente apreciável. A atipia nuclear adipocítica focal, bem como a hipercromasia, também contribuem para o quadro morfológico habitual e são frequentemente identificadas células estromais dispersas, hipercromáticas e multinucleadas. As células estromais hipercromáticas tendem a ser mais numerosas nos septos fibrosos. Pode ser encontrado um número variável (de muitos a nenhum) de lipoblastos monovacuolados ou multivacuolados. É comummente aceite que os lipoblastos representam a caraterística distintiva de qualquer subtipo de lipossarcoma; contudo, é importante sublinhar que a mera presença de lipoblastos não faz (nem é necessária para) um diagnóstico de lipossarcoma. O lipossarcoma esclerosante ocupa o segundo lugar em frequência entre o grupo de lipossarcoma ALT/WD. Este padrão é mais frequentemente observado em lesões retroperitoneais ou paratesticulares. Microscopicamente, o principal achado histológico é a presença de células estromais bizarras dispersas, exibindo hipercromasia nuclear acentuada e associadas a raros lipoblastos multivacuolados, inseridos num extenso estroma fibrilar colagénico. Uma vez que, ocasionalmente, o componente fibroso pode representar a maior parte da neoplasia, as áreas lipogénicas (que são frequentemente limitadas em extensão) podem ser facilmente ignoradas ou mesmo perdidas numa pequena amostra de tecido. Por conseguinte, é obrigatória uma amostragem extensa da peça cirúrgica e devem ser retirados blocos de qualquer área que apresente variações no aspeto macroscópico. O lipossarcoma inflamatório representa uma variante rara do lipossarcoma ALT/WD, ocorrendo mais frequentemente no retroperitoneu, no qual predomina um infiltrado inflamatório crónico que pode ocultar a natureza adipocítica da neoplasia. Nestes casos, o diagnóstico diferencial é feito principalmente com lesões não adipocíticas, como o tumor miofibroblástico inflamatório, a doença de Castleman e os linfomas de Hodgkin e não Hodgkin. O infiltrado inflamatório é geralmente composto por agregados linfoplasmocíticos polifenotípicos, nos quais tende a predominar um fenótipo de células B. Existem casos em que uma população policlonal de células T representa o principal componente inflamatório. Quando se trata de casos em que o componente adipocítico é escasso, a presença de células estromais multinucleadas bizarras representa uma pista diagnóstica útil e deve levantar a suspeita de lipossarcoma inflamatório. A variante de células fusiformes do lipossarcoma ALT/WD é composta morfologicamente por uma proliferação de células fusiformes de tipo neural bastante suave, inserida num fundo fibroso e/ou mixoide, e está associada a um componente lipomatoso atípico que inclui normalmente lipoblastos. Um achado interessante, embora raro, no lipossarcoma ALT/WD, é a presença de diferenciação heteróloga. Para além da formação óssea metaplásica, raramente se pode observar um componente de músculo liso ou estriado bem diferenciado e deve ser distinguido da diferenciação heteróloga que surge no contexto do lipossarcoma desdiferenciado.

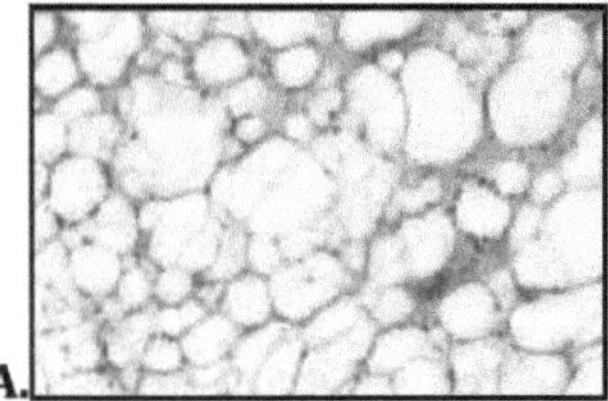

A. A variação acentuada do tamanho dos adipócitos é um dos indícios mais importantes para o diagnóstico.

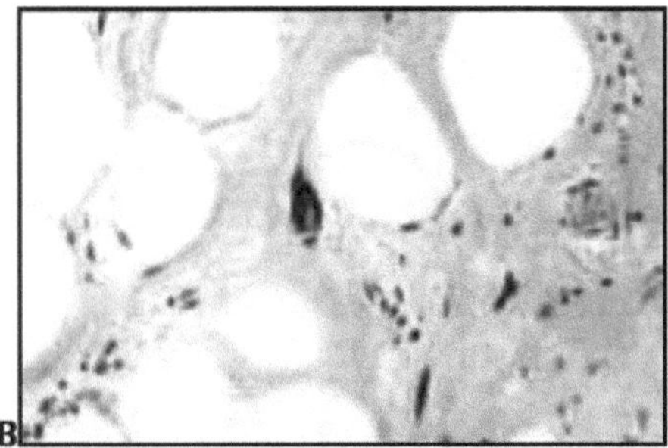

B. A presença de células estromais atípicas e hipercromáticas é um achado comum.

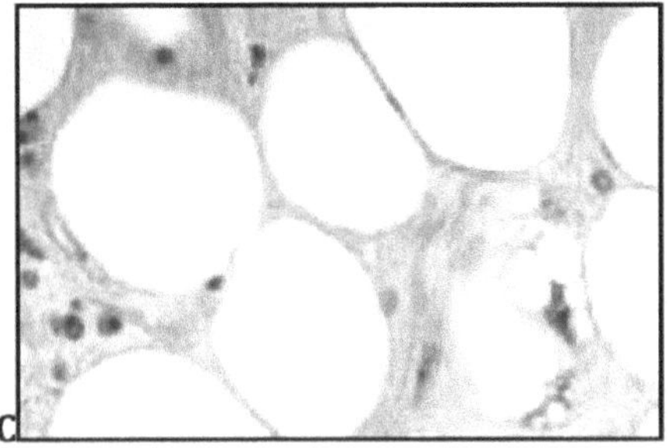

C. Um número variável de lipoblastos pode ser observado em lipossarcomas bem diferenciados, mas a sua presença não faz (nem é necessária para) um diagnóstico de lipossarcoma.

Imunofenótipo

A imunohistoquímica desempenha um papel muito pequeno no diagnóstico diferencial do lipossarcoma ALT / WD. As células adipocíticas exibem normalmente imunorreactividade para a proteína S-100, que pode ser útil para realçar a presença de lipoblastos.[29] A imunonegatividade para HMB-45 provou ser útil no diagnóstico diferencial com o angiomiolipoma, que ocasionalmente pode imitar o lipossarcoma.

LIPOSSARCOMA DEDIFERENCIADO Definição

Neoplasia adipocítica maligna que mostra a transição, quer no primário quer numa recorrência, de um tumor lipomatoso atípico/lipossarcoma bem diferenciado para um sarcoma não lipogénico de grau histológico variável, geralmente com pelo menos vários milímetros de diâmetro.

Epidemiologia

A desdiferenciação ocorre em até 10% dos lipossarcomas bem diferenciados (WD) de qualquer subtipo, embora o risco de desdiferenciação pareça ser mais elevado quando se trata de lesões profundas (particularmente retroperitoneais) e seja significativamente menor nos membros. Isto representa muito provavelmente um fenómeno mais dependente do tempo do que do local. O lipossarcoma desdiferenciado afecta basicamente a mesma população de doentes que o lipossarcoma WD. Não se observa predileção pelo sexo. Cerca de 90% dos lipossarcomas desdiferenciados surgem "de novo", enquanto 10% ocorrem em recorrências.[30]

Localização

O retroperitoneu representa a localização anatómica mais comum, ultrapassando os tecidos moles das extremidades em pelo menos 3:1. Outras localizações incluem o cordão espermático e, mais raramente, a cabeça e pescoço e o tronco. A ocorrência no tecido subcutâneo é extremamente rara.[30]

Caraterísticas clínicas

O lipossarcoma desdiferenciado apresenta-se geralmente como uma grande massa indolor, que pode ser encontrada por acaso (particularmente no retroperitoneu). Nos membros, a história de uma massa de longa duração que apresenta um aumento recente de tamanho indica frequentemente uma desdiferenciação.

Macroscopia

O lipossarcoma desdiferenciado consiste normalmente em grandes massas amarelas multinodulares contendo áreas não lipomatosas discretas, sólidas, frequentemente cinzentas (desdiferenciadas). As áreas desdiferenciadas apresentam frequentemente necrose. A transição entre as áreas lipomatosas e as áreas desdiferenciadas pode, por vezes, ser gradual.

Note as áreas sólidas e carnudas com hemorragia, indicando a presença de um componente de alto grau neste lipossarcoma retroperitoneal bem diferenciado.

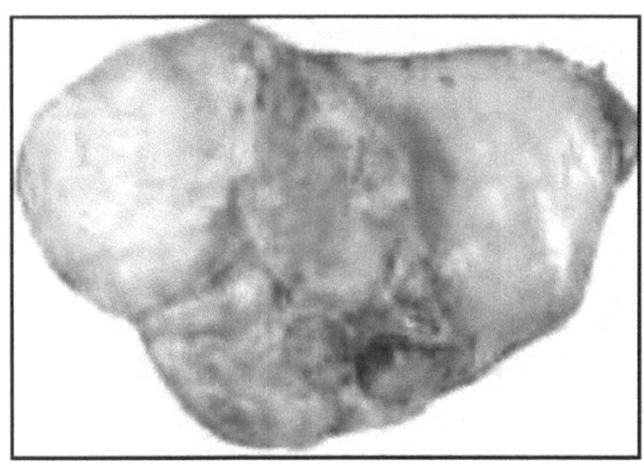

Histopatologia

A caraterística histológica do lipossarcoma desdiferenciado é representada pela transição do lipossarcoma ALT/WD de qualquer tipo para o sarcoma não lipogénico que, na maioria dos casos, é de alto grau. A extensão da desdiferenciação é variável, mas na maioria das vezes este componente é evidente a olho nu. O significado prognóstico dos focos microscópicos de desdiferenciação é incerto. A transição ocorre normalmente de forma abrupta. No entanto, em alguns casos, pode ser mais gradual e, excecionalmente, as áreas de baixo grau e de alto grau parecem estar misturadas. As áreas desdiferenciadas apresentam um quadro histológico variável, mas mais frequentemente assemelham-se a um sarcoma pleomórfico não classificado do tipo "MFH" ou a um mixofibrossarcoma de grau intermédio a elevado.[31] Embora, originalmente, a desdiferenciação fosse caracterizada por uma morfologia de alto grau, o conceito de desdiferenciação de baixo grau tem sido cada vez mais reconhecido. A desdiferenciação de baixo grau é caracterizada mais frequentemente pela presença de células fusiformes fibroblásticas uniformes com ligeira atipia nuclear, frequentemente organizadas num padrão fascicular e exibindo celularidade intermédia entre o lipossarcoma esclerosante WD e as áreas habituais de alto grau. A desdiferenciação de baixo grau não deve ser confundida com o lipossarcoma de células fusiformes WD, que é invariavelmente uma lesão lipogénica (ou seja, contém adipócitos atípicos ou lipoblastos), enquanto as áreas desdiferenciadas, tanto de baixo como de alto grau, são geralmente não lipogénicas. O lipossarcoma desdiferenciado pode apresentar uma diferenciação heteróloga em cerca de 5 a 10% dos casos, o que aparentemente não afecta o resultado clínico. Na maioria dos casos, a linha de diferenciação heteróloga é miogénica ou osteo/condrosarcomatosa, mas também foram descritos elementos angiosarcomatosos. Recentemente, foi descrito um padrão peculiar de desdiferenciação do tipo "neuronal" ou "meningotelial". Este padrão está frequentemente associado à ossificação. O lipossarcoma desdiferenciado parece apresentar um comportamento clínico menos agressivo quando comparado com outros sarcomas pleomórficos de alto grau. Por conseguinte, é obrigatória uma amostragem cuidadosa e extensa, particularmente em lesões retroperitoneais de grandes dimensões, uma vez que o componente bem diferenciado pode passar despercebido. Além disso, é de salientar que as recorrências locais de lipossarcoma desdiferenciado podem ser totalmente bem diferenciadas.

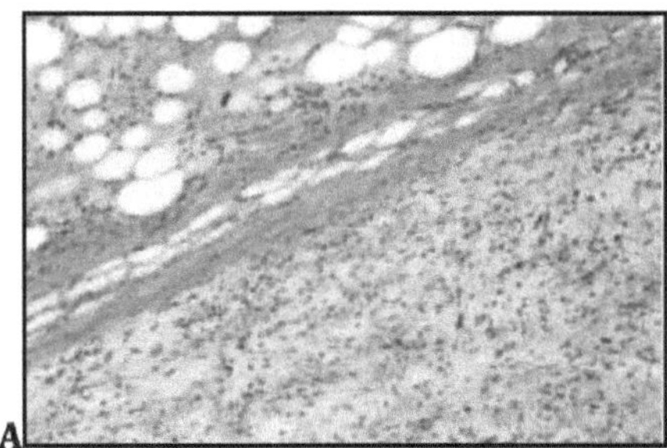

A. Observa-se uma transição abrupta entre um lipossarcoma bem diferenciado e uma área não lipogénica de alto grau.

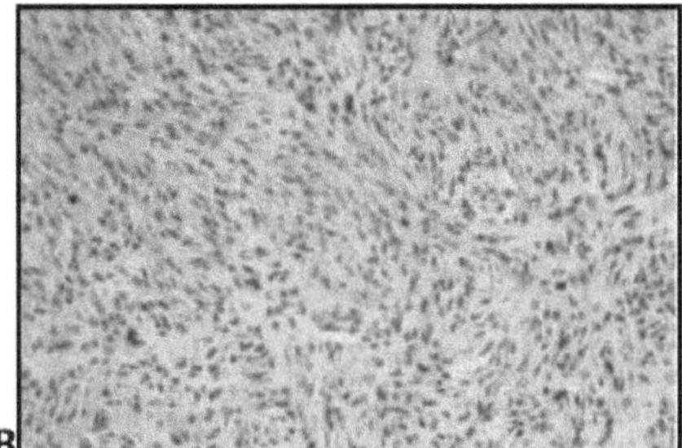

B. A morfologia do componente desdiferenciado sobrepõe-se normalmente à do chamado HFM estoriforme e pleomórfico.

Imunofenótipo

A imunohistoquímica desempenha o seu papel principal ao permitir o reconhecimento de diferenciação divergente e ao excluir outros tipos de tumores.

LIPOSSARCOMA MIXÓIDE

Definição

Tumor maligno composto por células mesenquimatosas primitivas não lipogénicas uniformes de forma redonda a oval e um número variável de pequenos lipoblastos em anel de sinete num estroma mixoide proeminente com um padrão vascular ramificado caraterístico. Incluem-se nesta categoria as lesões anteriormente conhecidas como lipossarcoma de células redondas.

Sinónimos

Lipossarcoma mixoide / de células redondas (RC), lipossarcoma de células redondas.

Epidemiologia

O lipossarcoma mixoide (MLS) é o segundo subtipo mais comum de lipossarcoma, sendo responsável por mais de um terço dos lipossarcomas e representando cerca de 10% de todos os sarcomas de tecidos moles do adulto.

Localização

A LME ocorre com predileção nos tecidos moles profundos das extremidades e, em mais de dois terços dos casos, surge na musculatura da coxa. Raramente, a LMF surge primariamente no retroperitoneu ou no tecido subcutâneo .

Caraterísticas clínicas

A LMLS surge tipicamente como uma grande massa indolor nos tecidos moles profundos dos membros. A LME é uma doença de adultos jovens, com a idade de apresentação em média uma década mais nova do que noutros subtipos histológicos de lipossarcoma. Tem um pico de incidência na 4ª e 5ª décadas de vida e, embora muito raro, é a forma mais comum de lipossarcoma em doentes com menos de 20 anos de idade. Não há predileção pelo género. O LSM tem tendência para recidivar localmente e um terço dos doentes desenvolve metástases à distância,

mas tal depende do grau histológico. O SLM tende a metastizar para locais pouco habituais dos tecidos moles (como o retroperitoneu, a extremidade oposta, a axila, etc.) ou do osso (com predileção pela coluna vertebral), mesmo antes da disseminação para o pulmão. Num número significativo de casos, os doentes com SLM apresentam clinicamente doença multifocal síncrona ou metacrónica.[32] Este fenómeno clínico invulgar representa muito provavelmente um padrão de metástases hematogénicas para outros locais por células tumorais aparentemente incompetentes para semear os pulmões.

Macroscopia

Em termos grosseiros, os MLS são tumores intramusculares multinodulares bem circunscritos, apresentando uma superfície de corte bronzeada e gelatinosa em tumores predominantemente de baixo grau. Em contraste, as áreas do componente RC, que representam sarcoma de alto grau, têm um aspeto carnudo branco. A evidência macroscópica de necrose tumoral é pouco frequente.

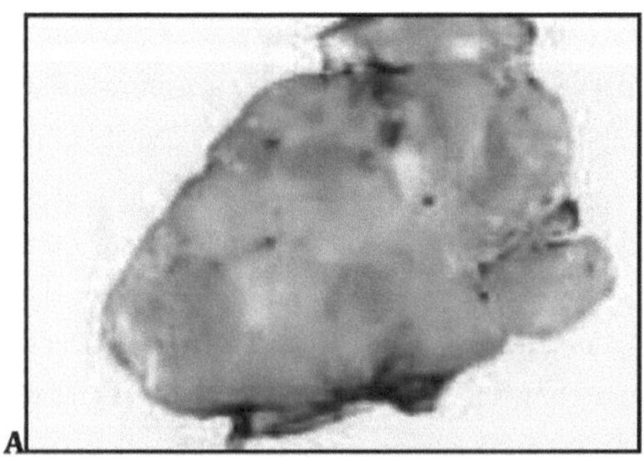

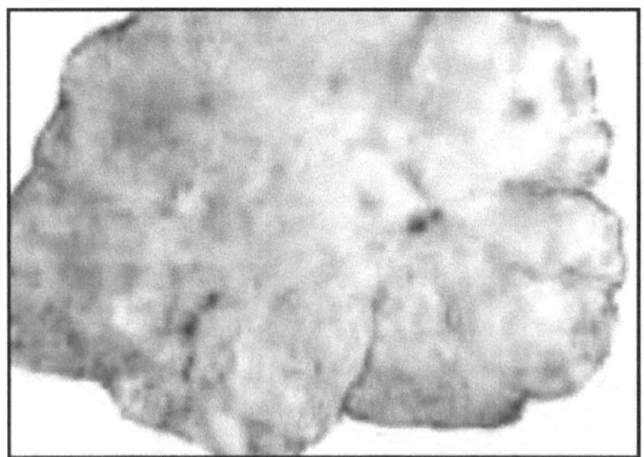

Histopatologia

A baixa potência, o MLS tem um padrão de crescimento nodular, com maior celularidade na periferia dos lóbulos. Existe uma mistura de células mesenquimatosas primitivas não lipogénicas uniformes de forma redonda a oval e de pequenos lipoblastos em anel de sinete num estroma mixoide proeminente, rico numa delicada vasculatura capilar em forma de "fio de galinha". Frequentemente, a mucina extracelular forma grandes reservatórios confluentes, criando um padrão de crescimento semelhante a um linfangioma microcístico ou ao chamado "edema pulmonar". A hemorragia intersticial é comum. Tipicamente, a LSM não apresenta pleomorfismo nuclear, células tumorais gigantes, áreas proeminentes de fuso ou atividade mitótica significativa. Um subconjunto de MLS apresenta progressão histológica para morfologia hipercelular ou RC, que está associada a um prognóstico significativamente pior. As áreas de RC são caracterizadas por lençóis sólidos de células redondas primitivas, costas com costas, com uma elevada relação núcleo/citoplasma e nucléolos conspícuos, sem estroma mixoide a intervir. As áreas de RC (hipercelulares) podem ser compostas por células relativamente pequenas, agrupadas, semelhantes às das áreas mixóides, ou podem, menos frequentemente, consistir em células arredondadas maiores com quantidades variáveis de citoplasma eosinofílico. Estes dois padrões morfológicos não apresentam uma diferença clara no prognóstico, mas têm sido responsáveis por alguma confusão relativamente à definição da variante de células redondas. A presença de uma transição gradual de áreas mixóides para áreas hipercelulares/RC, comummente observada no SLM, fornece fortes indícios de que o lipossarcoma mixoide e RC representa um continuum histológico do SLM. As chamadas áreas de transição são definidas como áreas de aumento da celularidade, não atingindo o nível do componente RC e ainda retendo pequena quantidade de estroma mixoide intercelular. A existência de um espetro morfológico, no qual o lipossarcoma puramente mixoide e o RC representam os componentes bem e mal diferenciados, é apoiada pela mesma alteração genética recorrente em ambos.[33]

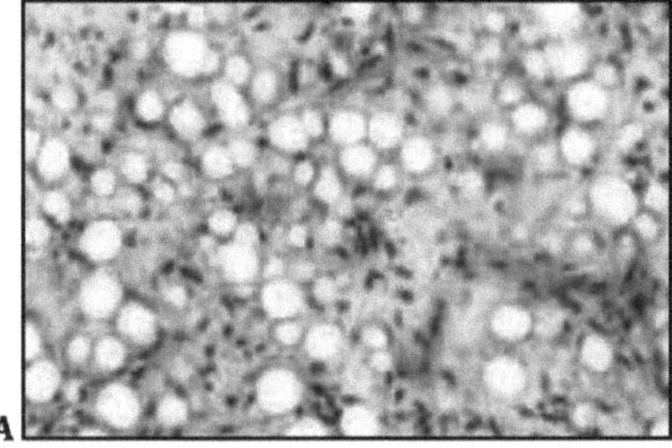

A. Células mesenquimais primitivas não lipogénicas uniformes de forma redonda a oval e um número variável de pequenos lipoblastos num estroma mixoide proeminente.

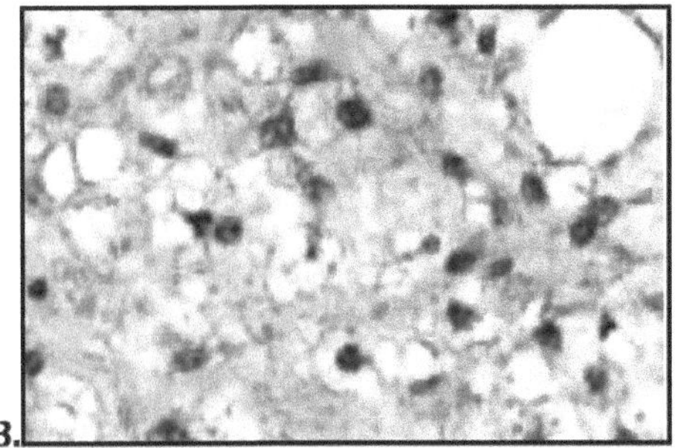

B. Lipoblastos em anel de sinete com citoplasma multivacuolado.

Imunofenótipo

Embora, na maioria dos casos de LMF, os estudos imuno-histoquímicos não sejam necessários para estabelecer um diagnóstico correto, podem ser úteis em casos que apresentem uma morfologia predominantemente de células redondas. Na maioria dos casos, esta mostra uma coloração difusa para a proteína S100.

TUMORES FIBROBLÁSTICOS / MIOFIBROBLÁSTICOS

Os tumores fibroblásticos *e* miofibroblásticos representam um subconjunto muito grande de tumores mesenquimatosos. Muitas lesões desta categoria contêm células com caraterísticas tanto fibroblásticas como miofibroblásticas, que podem, de facto, representar variantes funcionais de um único tipo de célula.

FASCITE NODULAR

Definição

A fasceíte nodular é uma proliferação fibrosa formadora de massa que ocorre normalmente no tecido subcutâneo. É composta por células fibroblásticas/miofibroblásticas volumosas mas uniformes e apresenta normalmente um padrão de crescimento solto ou semelhante ao de uma cultura de tecidos. A fasceíte intravascular e a fasceíte craniana são lesões histologicamente semelhantes que se estendem para os lúmens dos vasos e envolvem o crânio e os tecidos moles sobrejacentes, respetivamente.

Sinónimo

Fasceíte pseudo-sarcomatosa.

Epidemiologia

A fasceíte nodular é comparativamente comum entre as lesões de massa de tecidos moles.[35] Ocorre em todos os grupos etários, mas mais frequentemente em adultos jovens. A fasciite intravascular e a fasciite craniana são raras. A fasceíte intravascular é encontrada principalmente em pessoas com menos de 30 anos de idade, enquanto a fasceíte craniana se desenvolve predominantemente em bebés com menos de 2 anos de idade. Não há predileção por sexo para a fasceíte nodular ou para a fasceíte intravascular, mas a fasceíte craniana é mais frequente nos rapazes.

Locais de envolvimento

A fasceíte nodular é geralmente subcutânea, embora ocasionalmente os casos sejam intramusculares. A localização dérmica é muito rara.[36] Qualquer parte do corpo pode estar envolvida, mas a extremidade superior, o tronco, a cabeça e o pescoço são os mais frequentemente afectados. A fasceíte intravascular também é principalmente subcutânea. Ocorre em vasos de pequeno a médio porte, predominantemente veias, mas ocasionalmente artérias. A fasceíte craniana envolve normalmente a tábua externa do crânio e os tecidos moles contíguos do couro cabeludo, podendo estender-se para baixo, através da tábua interna, até às meninges.

Caraterísticas clínicas

A fasceíte nodular tem normalmente um crescimento rápido e, na maioria dos casos, uma duração pré-operatória, é cumscrita e pode ser de borrachosa a firme, podendo ser focalmente mixoide ou cística no seu centro.

Histopatologia

A fasceíte nodular é composta por fibroblastos (ou miofibroblastos) fusiformes, rechonchudos mas regulares, sem hipercromasia nuclear e pleomorfismo. As figuras mitóticas podem ser abundantes, mas não são de esperar mitoses atípicas. A lesão pode ser altamente celular, mas tipicamente é, pelo menos em parte, de aparência frouxa e mixoide, com um carácter rasgado, emplumado ou semelhante a uma cultura de tecidos. Em áreas mais celulares, há frequentemente crescimento em fascículos em forma de S ou C e, por vezes, um padrão estoriforme. Normalmente há pouco colagénio, mas este pode estar aumentado focalmente, e os feixes de colagénio semelhantes a quelóides podem estar presentes e até, ocasionalmente, proeminentes. Casos isolados podem apresentar hialinização extensa do estroma. Os glóbulos vermelhos extravasados, as células inflamatórias crónicas e as células gigantes multinucleadas semelhantes a osteoclastos são outras caraterísticas frequentemente identificadas.

O limite da lesão é tipicamente, pelo menos focalmente, infiltrativo, embora possa ser bem delineado; a extensão periférica é frequentemente observada entre as células adiposas no subcutâneo e entre as células musculares em locais intramusculares. Os pequenos vasos são numerosos nalguns exemplos, resultando numa semelhança com tecido de granulação, por vezes com margens mal delimitadas. A fasciite intravascular e a fasciite craniana são basicamente semelhantes à fasciite nodular em termos histológicos, embora a primeira apresente frequentemente um maior número de células gigantes semelhantes a osteoclastos. A fasciite intravascular varia de predominantemente extravascular, com apenas um pequeno componente intravascular, a predominantemente intravascular. A metaplasia óssea é ocasionalmente observada na fasciite nodular (fasciite ossificante) e na fasciite craniana.[37]

Imunofenótipo

As colorações para SMA e MSA são geralmente positivas, mas a positividade para desmina é rara. Estes resultados são consistentes com a diferenciação miofibroblástica, mas não distinguem a fasceíte nodular de muitas outras proliferações mesenquimatosas. A coloração com CD68 está presente nas células gigantes semelhantes a osteoclastos e, ocasionalmente, nas células fusiformes. A queratina e a proteína SI00 são tipicamente negativas.[38]

FASCÍTE PROLIFERATIVA E MIOSITE PROLIFERATIVA Definição

A fasceíte proliferativa é uma proliferação subcutânea com formação de massa, caracterizada por grandes células semelhantes a gânglios, para além de células fibroblásticas *I* miofibroblásticas volumosas, semelhantes às observadas na fasceíte nodular. A miosite proliferativa tem a mesma composição celular, mas ocorre no músculo esquelético.

Epidemiologia

A fasceíte proliferativa e a miosite são muito menos comuns do que a fasceíte nodular. Ambas ocorrem predominantemente em adultos de meia-idade ou idosos, ou seja, um grupo etário mais velho do que o da fasceíte nodular. Uma variante rara de fasceíte proliferativa é descrita em crianças.[39]

Localização

A fasceíte proliferativa desenvolve-se mais frequentemente na extremidade superior, particularmente no antebraço, seguida da extremidade inferior e do tronco. A miosite proliferativa surge predominantemente no tronco, cintura escapular e braço e menos frequentemente na coxa. Por definição, a fasceíte proliferativa é subcutânea e a miosite proliferativa é intramuscular.

Caraterísticas clínicas

Tanto a fasceíte proliferativa como a miosite proliferativa têm como caraterística um crescimento rápido e são normalmente excisadas no prazo de 2 meses a partir do momento em que são observadas pela primeira vez. A fasceíte proliferativa mede quase sempre menos de 5 cm e, na maioria das vezes, menos de 3 cm. A miosite proliferativa pode ser ligeiramente maior, mas não muito. Qualquer uma das lesões pode ser dolorosa ou sensível, mas isso é mais comum na fasceíte proliferativa.

A etiologia

Por vezes, existe uma história de traumatismo no local da fasceíte proliferativa e da miosite, mas mais frequentemente não existe.

Macroscopia

A fasceíte proliferativa forma tipicamente uma massa mal circunscrita no tecido subcutâneo e pode estender-se horizontalmente ao longo da fáscia. A variante infantil rara é frequentemente mais bem circunscrita. A miosite proliferativa é também mal delimitada e substitui uma proporção variável do músculo afetado.

Histopatologia

Tanto a fasceíte proliferativa como a miosite contêm células fusiformes fibroblásticas *I* miofibroblásticas volumosas semelhantes às observadas na fasceíte nodular, mas também demonstram células grandes com núcleos arredondados, nucléolos proeminentes e citoplasma anfófilo a basófilo abundante. Essas caraterísticas resultam em uma semelhança com as células ganglionares, e as células são frequentemente descritas como ganglionares. Geralmente têm um núcleo, mas podem ter dois ou três. O seu número varia em diferentes exemplos e podem estar distribuídas de forma uniforme ou irregular.

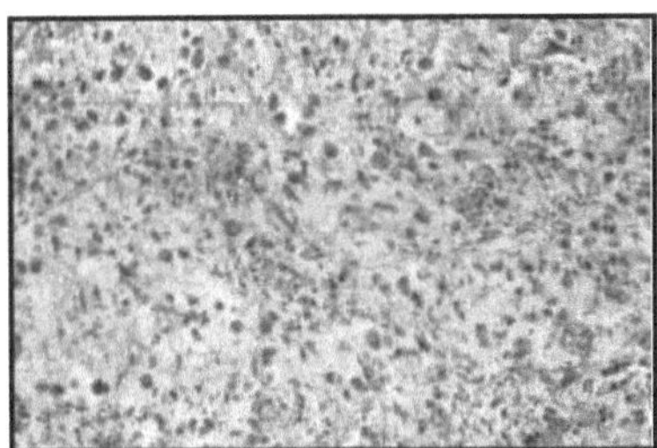

Fasceíte proliferativa com células do tipo ganglionar.

Encontram-se figuras mitóticas tanto nas células fusiformes como nas células ganglionares e podem ser relativamente numerosas, mas não são atípicas. O estroma varia de mixoide a colagenoso e os limites da lesão são tipicamente infiltrativos ou mesmo mal definidos. A fasceíte proliferativa pode crescer lateralmente ao longo dos planos fasciais, enquanto a miosite proliferativa se estende entre fibras musculares individuais e pequenos grupos, criando o padrão caraterístico de "tabuleiro de xadrez".

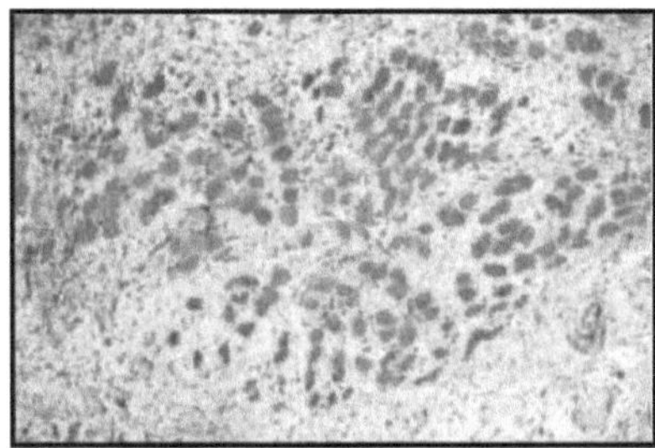

Miosite proliferativa demonstrando um padrão em "tabuleiro de xadrez" resultante da separação das células musculares pela lesão.

A variante infantil da fasceíte proliferativa apresenta normalmente bordos mais bem delineados do que a forma adulta, maior celularidade, predomínio de células ganglionares e mais mitoses. Para além disso, podem estar presentes necrose focal e inflamação aguda. A miosite proliferativa pode conter osso metaplásico, demonstrando assim um parentesco com a miosite ossificante.

Imunofenótipo

O perfil imuno-histoquímico da fasceíte proliferativa e da miosite é semelhante ao da fasceíte nodular, com positividade habitual para SMA e MSA e negatividade para desmina.[40] As células semelhantes a gânglios, contudo, podem corar apenas focalmente ou fracamente para actinas. O CD68 pode corar algumas células, mas a queratina e a proteína S100 são tipicamente negativas.

MIOFIBROMA / MIOFIBROMATOSE

Definição

Miofibroma e miofibromatose são termos utilizados para designar a ocorrência solitária (miofibroma) ou multicêntrica (miofibromatose) de neoplasias benignas compostas por células mióides contrácteis dispostas em torno de vasos sanguíneos de paredes finas. O miofibroma(tose) forma um continuum morfológico com o miopericitoma e o chamado hemangiopericitoma infantil.

Sinónimos

Miofibromatose infantil, fibromatose generalizada congénita.

Epidemiologia

As lesões solitárias e multicêntricas podem ocorrer numa faixa etária extremamente ampla que se estende desde os recém-nascidos até aos idosos.[44] No entanto, muitos casos são detectados à nascença ou nos primeiros dois anos de vida. O miofibroma(tose) é mais comum no sexo masculino.

Localização

Aproximadamente metade dos miofibromas solitários ocorre nos tecidos cutâneos *e* subcutâneos da região da cabeça e pescoço, seguidos pelo tronco, extremidades inferiores e superiores.[44] A outra metade ocorre no músculo esquelético ou aponeuroses, com um pequeno número envolvendo osso, predominantemente o crânio. A miofibromatose (ou seja, doença multicêntrica) envolve tanto tecidos moles como ossos e ocorre frequentemente (de 15-20% das vezes) nos tecidos moles profundos e em locais viscerais, incluindo os pulmões, coração, trato gastrointestinal, fígado, rins, pâncreas e, raramente, o sistema nervoso central. Qualquer osso pode ser afetado, mas na maioria das vezes são os ossos longos que são afectados.

Caraterísticas clínicas

As lesões podem ser de curta ou longa duração. As lesões cutâneas têm o aspeto de máculas arroxeadas, simulando uma neoplasia vascular. As lesões subcutâneas ocorrem mais frequentemente como massas indolores, livremente móveis, enquanto as lesões mais profundas podem ser fixas. As lesões viscerais podem causar sintomas referentes aos órgãos envolvidos.

A etiologia

A etiologia do miofibroma(tose) não é clara. Existem casos familiares raros, o que indica um componente genético.

Macroscopia

Os nódulos variam muito em tamanho, de 0,5 a 7 cm, com um tamanho médio de 2,5 cm. As lesões na derme e no tecido subcutâneo são mais bem definidas do que as lesões nos tecidos moles profundos e nas vísceras. Na superfície de corte, os miofibromas têm uma superfície de corte firme e fibrosa e são de cor branca acinzentada, bronzeada clara a castanha ou arroxeada. Têm frequentemente áreas necróticas centrais amarelas e/ou espaços quísticos preenchidos com material semelhante a caseoso ou hemorragia.

Histopatologia

A baixa potência, observa-se uma proliferação nodular ou multinodular com um aspeto zonado, devido à variação regional dos tipos de células. Normalmente, na periferia dos nódulos, existem miofibroblastos volumosos dispostos em fascículos curtos ou espirais.

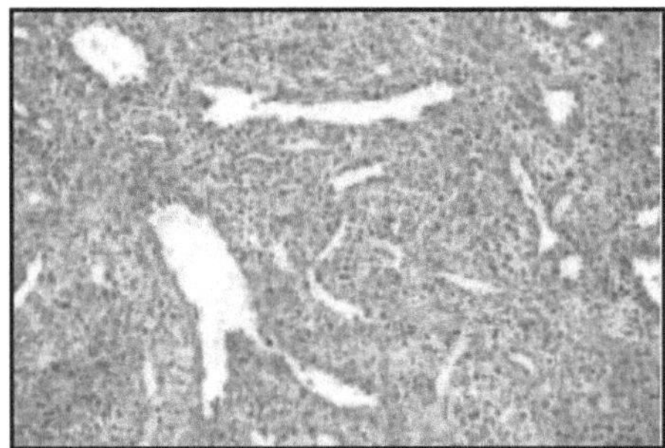

Miofibroma / Miofibromatose mostrando células fusiformes primitivas com vasos sanguíneos semelhantes a hemangiopericitoma.

Estes miofibroblastos são fusiformes com citoplasma rosa pálido e têm núcleos alongados e afilados com um padrão de cromatina vesicular e um ou dois nucléolos pequenos. Não há atipia ou pleomorfismo significativos. Estes nódulos ou espirais mioides hialinizam frequentemente, com um aspeto pseudocondróide. No centro dos nódulos, encontram-se células menos bem diferenciadas, arredondadas, poligonais ou fusiformes, com núcleos ligeiramente maiores e hipercromáticos. Estas células têm citoplasma relativamente escasso e estão dispostas em torno de vasos sanguíneos de paredes finas, irregularmente ramificados, semelhantes a hemangiopericitoma. Em casos ocasionais, há uma distribuição mais aleatória dos dois tipos de células e, em alguns casos, a disposição pode ser completamente invertida (aspeto semelhante ao hemangiopericitoma na periferia e células miofibroblásticas no centro).

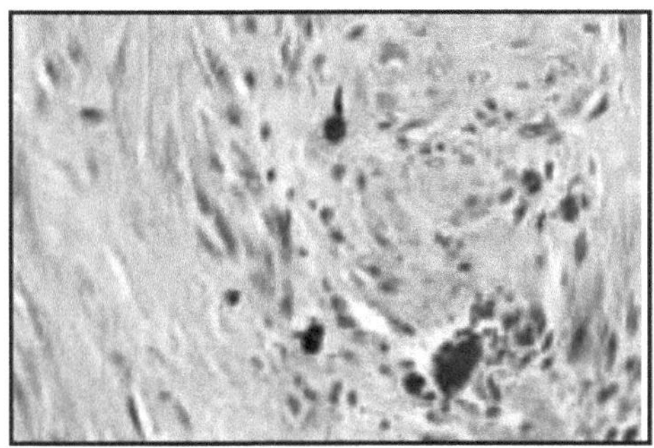

Miofibroma / Miofibromatose com calcificação focal numa área mioide.

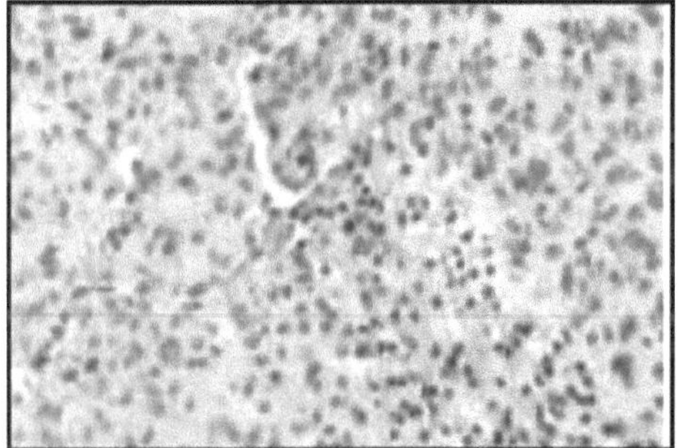

São frequentemente identificadas áreas de necrose e apoptose.

O componente hemangiopericitomatoso pode predominar, o que levou à sugestão de que a maioria dos casos do chamado hemangiopericitoma infantil são, na realidade, casos de miofibroma. A calcificação, a necrose e a hialinização do estroma são frequentemente identificadas.

A atividade mitótica é geralmente mínima, embora casos excepcionais possam ter até 10 por 10 campos de alta potência. Outra caraterística histológica que merece atenção é a presença frequente de crescimento intravascular, que pode levar ao diagnóstico errado de malignidade. Este crescimento intravascular é, de facto, subendotelial e não está associado a um verdadeiro potencial metastático[45].

Imunofenótipo

Tanto o componente miofibroblástico como o mais primitivo são positivos para a vimentina e a actina do músculo liso, enquanto o componente miofibroblástico é mais fortemente positivo para a pan-actina HHF-35. Ambos os componentes são negativos para a proteína S100, o antigénio da membrana epitelial e a queratina.

FIBROMATOSE HIALINA JUVENIL

Definição

Uma doença aparentemente não neoplásica que se apresenta tipicamente na infância, caracterizada pela acumulação de "material hialino" extracelular na pele, nos tecidos moles somáticos e no esqueleto, resultando em massas semelhantes a tumores. O material hialino é produzido por uma população aberrante de fibroblastos. As manifestações clínicas variam consoante o número, a localização e a taxa de crescimento das massas.

Sinónimos

Molusco fibroso, displasia mesenquimal.

Epidemiologia

A fibromatose hialina juvenil é uma doença extremamente rara. Até 1998, tinham sido registados menos de 50 casos na literatura. Apresenta-se tipicamente na infância. [45] Não há predileção pelo sexo e as crianças afectadas são frequentemente descendentes de pais consanguíneos. O fenótipo clínico das crianças afectadas é variável. Na maioria das vezes, há um aumento progressivo do número e do tamanho dos nódulos superficiais e profundos, com a consequente deformidade e disfunção. Pode ocorrer sobrevivência até à idade adulta.

Localização

As massas de material hialino, semelhantes a tumores, desenvolvem-se na pele (sobretudo na face e no pescoço, dando origem a pápulas e nódulos), nas gengivas (produzindo "hiperplasia gengival"), nos tecidos moles periarticulares (dando origem a contraturas articulares) e nos ossos (sobretudo no crânio, nos ossos longos e nas falanges).

Caraterísticas clínicas

Os doentes apresentam pápulas cutâneas que afectam a face e o pescoço, em particular, à volta das orelhas.

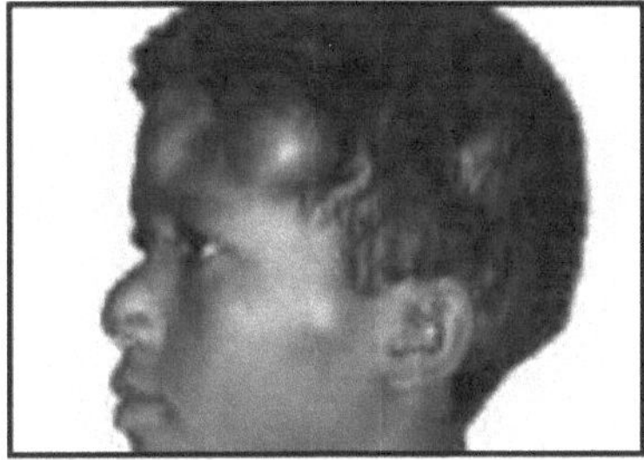

Fibromatose hialina juvenil. Os nódulos subcutâneos múltiplos no couro cabeludo e na face são o achado mais consistente.

As pápulas cutâneas perianais podem assemelhar-se a verrugas genitais. Os depósitos periarticulares do material hialino resultam em contracturas articulares, particularmente envolvendo os joelhos e os cotovelos.

A etiologia

A etiologia da fibromatose hialina juvenil é desconhecida. Parece ser transmitida de forma autossómica recessiva.

Macroscopia

Os nódulos têm um aspeto uniformemente sólido, branco ou ceroso.

Histopatologia

Os nódulos individuais obliteram os tecidos normais em que se encontram. São constituídos por uma mistura de células fibroblásticas volumosas associadas a material hialino uniforme extracelular que não é fibrilar e é eosinofílico nas colorações de hematoxilina e eosina.

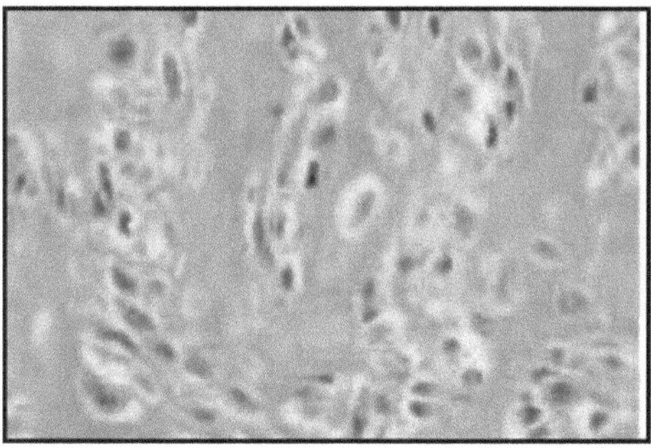

Fibromatose hialina juvenil.

Foco celular de um nódulo com disposição agrupada dos fibroblastos e do material amorfo extracelular.

Nos doentes mais jovens ou nas "lesões mais recentes", os nódulos são relativamente mais celulares. Os fibroblastos constituintes têm um citoplasma claro e podem apresentar uma disposição fascicular vaga. Não se observa atipia nuclear ou necrose. As lesões mais antigas são menos celulares e os fibroblastos podem parecer comprimidos pelo material extracelular. A coloração PAS é fortemente positiva e resistente à diastase.

Imunofenótipo

As células fibroblásticas marcam positivamente a vimentina. As colorações para actina muscular e proteína S100 são negativas.[46]

ANGIOFIBROMA DE CÉLULAS GIGANTES

Definição

Neoplasia benigna, não recorrente, que contém células estromais gigantes multinucleadas e espaços angiectoides. O angiofibroma de células gigantes pode pertencer ao grupo dos tumores fibrosos solitários.

Epidemiologia

Descrito em 1995, o angiofibroma de células gigantes (GCA) é uma neoplasia benigna distinta que envolve mais frequentemente a região orbitária e as pálpebras de adultos de meia-idade (idade média: 45 anos).[49] O

GCA orbitário predomina no sexo masculino, [49] enquanto as lesões extra-orbitárias predominam no sexo feminino.[50]

Localização

A ACG é normalmente observada na região orbital, incluindo as pálpebras, o ducto nasolacrimal e a região do saco lacrimal. Também tem sido observada na região da cabeça e pescoço fora da órbita (couro cabeludo, região retroauricular, glândula parótida, bochecha, região submandibular, mucosa bucal), bem como no mediastino posterior, dorso, regiões axilar e inguinal, retroperitoneu e vulva. A maioria das lesões extra-orbitárias localiza-se subcutaneamente.

Caraterísticas clínicas

A ACG apresenta-se normalmente de forma clínica como uma massa de crescimento lento, por vezes dolorosa.

Macroscopia

Em termos gerais, os ACG são lesões bem circunscritas, variavelmente encapsuladas e pequenas (mediana: 3 cm). Após a secção, podem ser observadas alterações hemorrágicas e/ou quísticas. As lesões dos tecidos moles tendem a ser maiores do que os tumores da região orbital, medindo por vezes até 10 cm.

Histopatologia

O tumor apresenta uma combinação variável de áreas celulares compostas por células redondas a fusiformes, estroma colagénico ou mixoide com áreas escleróticas focais, vasos de paredes espessas de tamanho médio a pequeno e células estromais gigantes multinucleadas, que revestem frequentemente espaços angiectoides

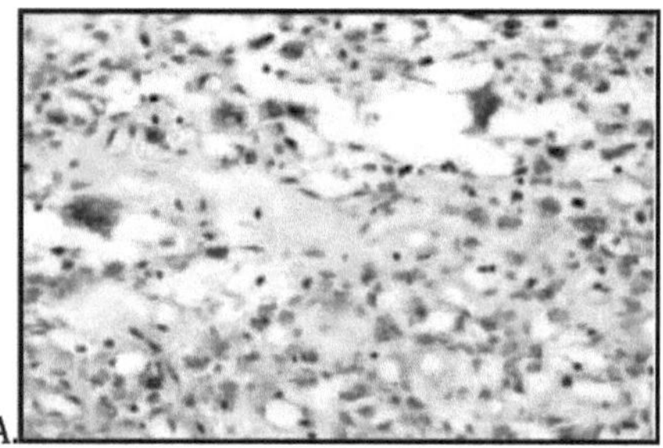

A.

As áreas ricas em células gigantes contêm frequentemente vasos caraterísticos de paredes espessas de tamanho médio a pequeno.

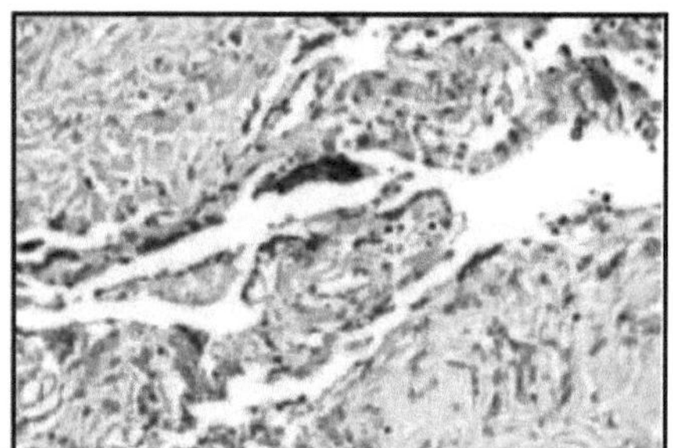

B.

B. Células gigantes multinucleadas que revestem espaços pseudovasculares em angiofibroma de células gigantes

O número de células gigantes pode variar de um tumor para outro, e os espaços pseudovasculares podem ocasionalmente estar ausentes.

Imunofenótipo

As células estromais mononucleares e multinucleadas são caraterísticamente positivas para CD34, CD99 e, menos frequentemente, BCL2.[50]

LIPOFIBROMATOSIS

Definição

Tumor fibrogorduroso da infância, histologicamente distinto, anteriormente designado como fibromatose infantil de tipo não-desmoide, com predileção pelas extremidades distais.

Sinónimos

Fibromatose infantil, tipo não-desmoide.

Caraterísticas clínicas

Este tumor pediátrico raro foi recentemente descrito por Fetsch et al.[53] Tipicamente, forma uma massa indolor de crescimento lento e mal definido nas mãos e nos pés e raramente ocorre na coxa, no tronco e na cabeça. O tumor tem sido descrito exclusivamente em crianças desde a infância até ao início da segunda década e, em alguns casos, é congénito; a idade média da primeira cirurgia é de 1 ano. O predomínio do sexo masculino é superior a 2:1.

Macroscopia

Em termos grosseiros, a lesão é amarelada ou bronzeada esbranquiçada, com um componente adiposo tipicamente evidente. Normalmente mede 1-3 cm e raramente ultrapassa os 5 cm, com um tamanho médio de 2 cm.

Histopatologia

Microscopicamente, o tumor é composto por estrias alternadas de tecido adiposo maduro e um componente fibroso de células fusiformes que envolve principalmente os septos do tecido adiposo.

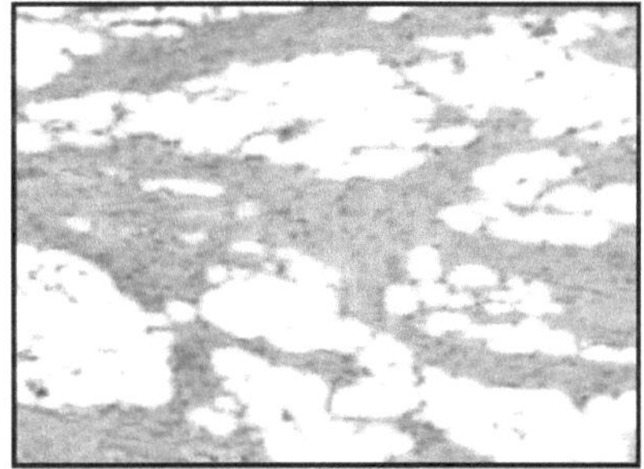

Lipofibromatose com uma mistura uniforme de componentes fibroblásticos e adipocíticos

adipocíticos

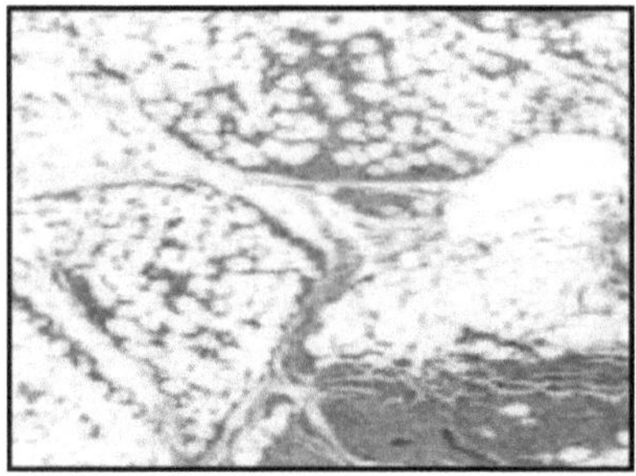

A proporção relativa dos dois componentes é variável e as zonas de células fusiformes podem formar trabéculas delicadas

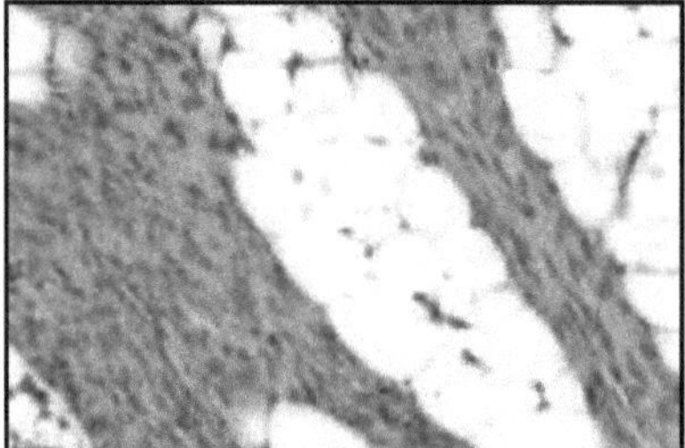

Crescimento fascicular do elemento fibroblástico.

Esta constelação assemelha-se à do hamartoma fibroso da infância, exceto que não existe um componente primitivo de células ovais com estroma mixoide.

A lesão difere de outras formas de fibromatose pela preservação arquitetónica da gordura e pela ausência de crescimento fibroso sólido. A atividade mitótica é baixa e a atipia nuclear está ausente. Muitos casos contêm pequenas colecções de pequenas células vacuoladas perto da interface entre o elemento fibroblástico e os adipócitos maduros.

Imunofenótipo

As células fusiformes são frequentemente focalmente positivas para CD34, BCL2, proteína S100, actinas e EMA e podem também ser positivas para CD99. Não foi detectada reatividade para desmina e queratinas.

Definição

Tumor mesenquimal ubíquo de provável tipo fibroblástico que apresenta um padrão vascular ramificado proeminente semelhante ao hemangiopericitoma. Morfologicamente, os tumores fibrosos solitários extrapleurais (TFS) assemelham-se aos TFS pleurais; a maioria foi denominada hemangiopericitomas no passado.

Epidemiologia

Os SFTs extrapleurais são neoplasias mesenquimais incomuns de localização ubíqua, observadas em adultos de meia-idade entre 20 e 70 anos (mediana: 50 anos), sem predileção por sexo. Ocasionalmente, ocorrem casos em crianças e adolescentes.

Localização

Os TFS podem ser encontrados em qualquer localização. 40% dos tumores encontram-se no tecido subcutâneo, outros encontram-se nos tecidos moles profundos das extremidades ou extracompartimentalmente na região da cabeça e do pescoço (especialmente na órbita), na parede torácica, no mediastino, no pericárdio, no retroperitoneu e na cavidade abdominal. Outras localizações descritas incluem as meninges, a medula espinal, o periósteo, bem como órgãos como as glândulas salivares, os pulmões, a tiroide, o fígado, o trato gastrointestinal, as supra-renais, a bexiga urinária, a próstata, o cordão espermático, os testículos, etc.

Caraterísticas clínicas

A maioria dos tumores apresenta-se como massas bem delimitadas, de crescimento lento e indolores. Os tumores de grandes dimensões podem dar origem a sintomas de compressão, especialmente na cavidade nasal, na órbita e nas meninges. Os tumores malignos são frequentemente infiltrativos a nível local. Raramente, os tumores de grandes dimensões podem estar na origem de síndromes paraneoplásicas, como a hipoglicemia devido à produção de um fator de crescimento semelhante à insulina.

Macroscopia

A maioria dos FTS apresenta-se como massas bem circunscritas, frequentemente parcialmente encapsuladas, medindo entre 1 e 25 cm (mediana: 5 a 8 cm). Na secção, têm frequentemente um aspeto multinodular, esbranquiçado e firme; ocasionalmente, observam-se alterações mixóides e hemorrágicas.

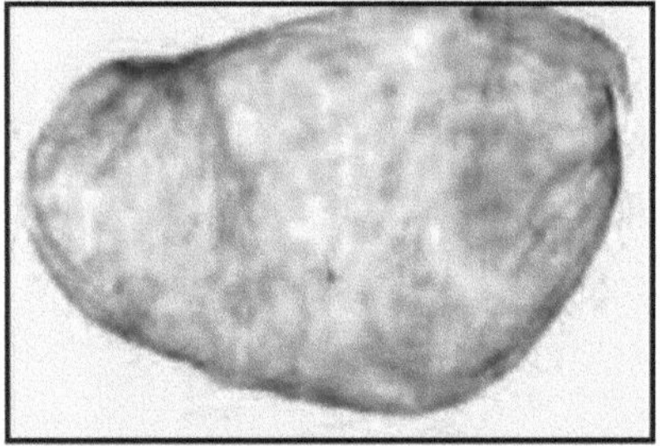

O aspeto macroscópico de um tumor fibroso solitário extrapleural é bem delineado e apresenta um aspeto multinodular e esbranquiçado na secção de corte.

Histopatologia

Os SFTs típicos apresentam uma arquitetura sem padrão caracterizada por uma combinação de áreas hipocelulares e hipercelulares alternadas, separadas umas das outras por bandas espessas de colagénio hialinizado, algo queloidal, e vasos ramificados semelhantes a hemangiopericitoma.

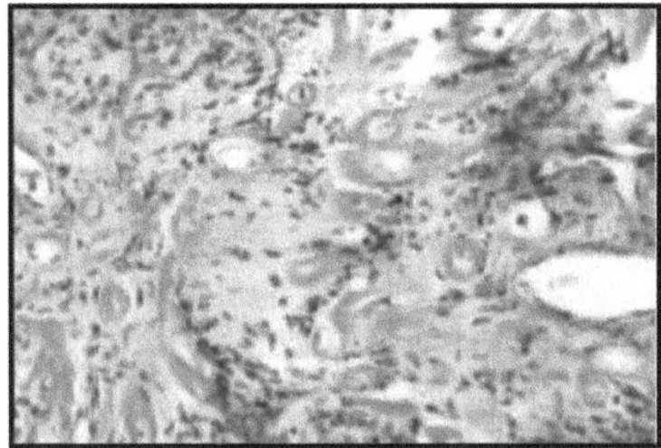

Tumor fibroso solitário com hialinização do estroma e perivascular

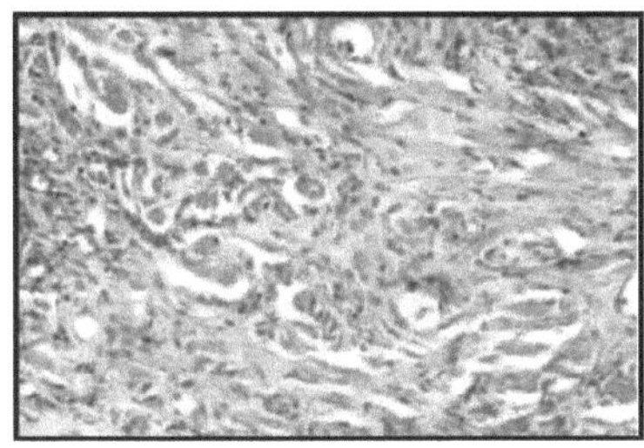

Tumor fibroso solitário com deposição de colagénio de tipo queloidal

As células tumorais não atípicas, redondas a fusiformes, têm pouco citoplasma com bordos indistintos e cromatina dispersa em núcleos vesiculares. São frequentemente observadas alterações mixóides, áreas de fibrose e mastócitos intersticiais. As mitoses são geralmente escassas, raramente excedendo 3 mitoses por 10 campos de alta potência. Alguns TFS podem conter adipócitos maduros e/ou células estromais gigantes multinucleadas, sobrepondo-se morfologicamente ao chamado hemangiopericitoma lipomatoso e ao angiofibroma de células gigantes. Os TFS malignos são geralmente lesões hipercelulares, apresentando, pelo menos focalmente, atipia citológica moderada a acentuada, necrose tumoral, numerosas mitoses e/ou margens infiltrativas. Casos raros mostram uma transição abrupta de um TFS convencional de aparência benigna para um sarcoma de alto grau, representando provavelmente uma forma de desdiferenciação.

Imunofenótipo

As células tumorais no TFS são caraterísticamente imunorreativas para CD34 (90 a 95% dos casos) e CD99 (70%).[54] 20 a 35% delas são também variavelmente positivas para o antigénio da membrana epitelial, BCL2 e actina do músculo liso. Foi também ocasionalmente descrita reatividade focal e limitada para a proteína S100, citoqueratinas e/ou desmina .

HEMANGIOPERICITOMA

Definição

O grupo residual de lesões, anteriormente combinadas sob o termo hemangiopericitoma, que se assemelham muito a áreas celulares de tumor fibroso solitário (TFS) e que parecem de tipo fibroblástico. Tem uma variedade de comportamentos clínicos e está intimamente relacionado, se não for sinónimo, de TFS.

Sinónimos

O hemangiopericitoma (HPC), semelhante ao histiocitoma fibroso maligno, é um termo que tem sido utilizado de forma vaga para englobar uma grande variedade de neoplasias que têm em comum a presença de um padrão vascular ramificado de paredes finas.

Epidemiologia

O subconjunto discreto de lesões que permanecem como HPC é raro. Tendo em conta a heterogeneidade das lesões classificadas como HPC, não existem estimativas de incidência significativas. O miopericitoma parece ser substancialmente mais comum do que o outro subconjunto discreto de lesões conhecido como HPC que não pode atualmente ser classificado de outra forma. O subconjunto discreto de lesões dos tecidos moles conhecido como HPC que atualmente justifica a manutenção desta nomenclatura ocorre mais frequentemente em adultos de meia-idade com uma aparente predominância feminina. As lesões anteriormente conhecidas como HPC infantil enquadram-se no espetro da miofibromatose infantil

Localização

O subconjunto de lesões dos tecidos moles que, por enquanto, ainda se designa por HPC, surge mais frequentemente nos tecidos moles profundos, particularmente no retroperitoneu pélvico. Uma proporção menor de casos surge nos membros proximais ou nas cinturas dos membros. Lesões histologicamente comparáveis também ocorrem nas meninges.

Caraterísticas clínicas

A maioria dos tumores apresenta-se como uma massa de crescimento lento que, no abdómen, pode causar sintomas intestinais ou urinários. Casos ocasionais, semelhantes ao SFT, estão associados a hipoglicemia devido à secreção do fator de crescimento semelhante à insulina .

Macroscopia

Exemplos convincentes da chamada HPC em tecidos moles tendem a ser massas bem circunscritas com uma superfície de corte amarelada ou bronzeada e uma consistência carnuda ou esponjosa. Podem ser evidentes grandes vasos na superfície de corte. A hemorragia é comum, mas a necrose é pouco frequente. O tamanho do tumor é variável, mas a maioria dos casos tem um diâmetro máximo de 5-15 cm.

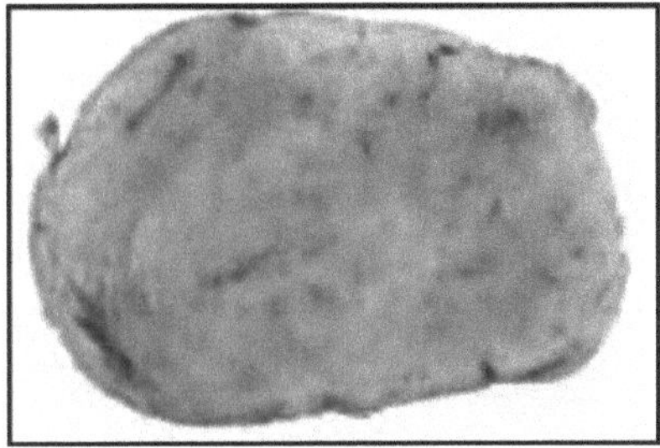

Aspeto macroscópico do hemangiopericitoma com uma superfície de corte uniforme e esponjosa.

Histopatologia

O subconjunto residual discreto do chamado HPC assemelha-se muito às áreas celulares do SFT, embora com a presença consistente de numerosos vasos ramificados de paredes finas, variavelmente ectásicos ou comprimidos, muitas vezes com uma configuração em forma de cunha. As células tumorais são normalmente muito compactadas, fusiformes a redondas, de tamanho uniforme, com pequenas quantidades de citoplasma pálido ou eosinofílico, com margens indistintas e núcleos pequenos, indistintos e frequentemente vesiculares.

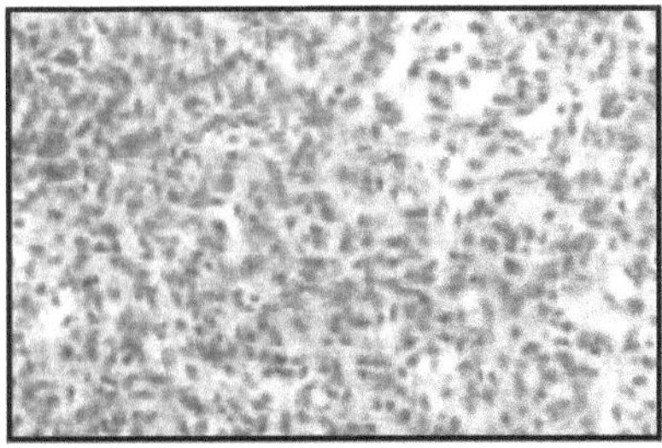

Hemangiopericitoma com celularidade uniformemente distribuída

O pleomorfismo citológico não é geralmente uma caraterística. Em contraste com a SFT, a hialinização do estroma e a celularidade variável não são caraterísticas habituais. A taxa mitótica é muito variável. Alguns casos contêm um componente adipocítico proeminente (tais casos são conhecidos como HPC lipomatoso - ver abaixo). Estas lesões também mostram frequentemente uma celularidade variável e são cada vez mais consideradas como uma variante do SFT.

Imunohistoquímica

O subconjunto discreto do chamado HPC, comparável ao SFT, mostra uma positividade bastante consistente para CD34 e CD99, ambos amplamente expressos em tumores fibroblásticos. Os marcadores endoteliais são negativos, tal como (na maioria dos casos) a actina e a desmina.

TUMOR MIOFIBROBLÁSTICO INFLAMATÓRIO

Definição

O tumor miofibroblástico inflamatório (TMI) é uma lesão caraterística composta por células fusiformes miofibroblásticas acompanhadas por um infiltrado inflamatório de plasmócitos, linfócitos e eosinófilos. Ocorre principalmente em tecidos moles e vísceras de crianças e adultos jovens.

Sinónimos

Granuloma de células plasmáticas, pseudotumor de células plasmáticas, proliferação miofibrohistiocítica inflamatória, hamartoma mixoide mesentérico omental, pseudotumor inflamatório. O fibrossarcoma inflamatório é um termo estreitamente relacionado.

Epidemiologia

O TMI é principalmente um tumor visceral e de tecidos moles de crianças e adultos jovens, embora a faixa etária se estenda até à idade adulta. A idade média é de 10 anos e a mediana é de 9 anos.[55] Globalmente, o TMI é mais frequente nas duas primeiras décadas de vida. Há um ligeiro predomínio do sexo feminino.

A etiologia

A etiologia é desconhecida. A descoberta de sequências de ADN do herpesvírus-8 humano e a sobreexpressão da interleucina 6 e da ciclina DI humanas foram recentemente comunicadas em 7 casos. O TMI foi registado após o tratamento do tumor de Wilms.

Localização

Os TMI podem ocorrer em todo o corpo e os locais mais comuns são o pulmão, o mesentério e o omento. Entre os TMI extrapulmonares, 43% surgiram no mesentério e no omento. Outros locais incluem os tecidos moles, o mediastino, o trato gastrointestinal, o pâncreas, o trato geniturinário, a cavidade oral, a pele, a mama, os nervos, os ossos e o sistema nervoso central

Caraterísticas clínicas

O local de origem determina os sintomas do TMI. O TMI pulmonar está associado a dor torácica e dispneia, mas pode ser assintomático. Os tumores abdominais podem causar obstrução gastrointestinal.

A dermatomiosite e a flebite obliterativa são manifestações pouco frequentes. Uma massa, febre, perda de peso e dor são queixas frequentes. Em até um terço dos doentes, ocorre um síndroma clínico com febre, atraso no crescimento, mal-estar, perda de peso, anemia, trombocitose, hiperglobulinemia policlonal e taxa de sedimentação de eritrócitos elevada. Quando a massa é excisada, o síndroma desaparece e o seu reaparecimento anuncia uma recorrência.

Macroscopia

O aspeto grosseiro do TMI é uma massa circunscrita ou multinodular firme, branca ou bronzeada com uma superfície de corte carnuda ou mixoide.

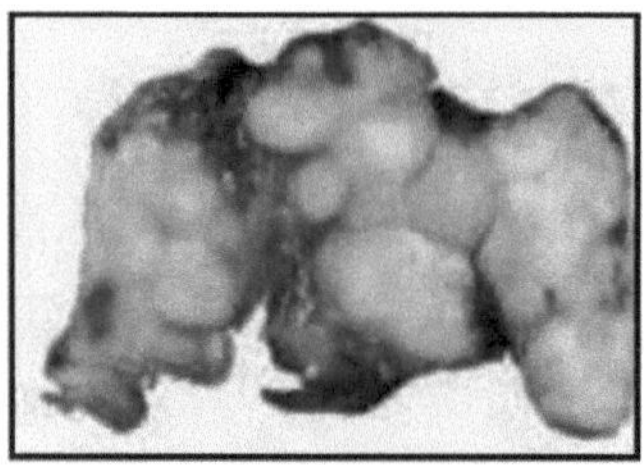

Tumor miofibroblástico inflamatório que se apresenta como uma massa circunscrita, multinodular, com uma superfície de corte variegada.

A hemorragia focal, a necrose e a calcificação são observadas numa minoria de casos. O diâmetro médio do TMI extrapulmonar é de 6 cm, com uma variação de 1-17 cm. Nalgumas massas, observa-se um aspeto zonal com uma cicatriz central e uma periferia vermelha ou rosa mais suave. Os tumores multinodulares estão normalmente limitados à mesma região anatómica e podem ser contíguos ou separados.

Histopatologia

Os miofibroblastos fusiformes, os fibroblastos e as células inflamatórias do TMI formam três padrões histológicos básicos.

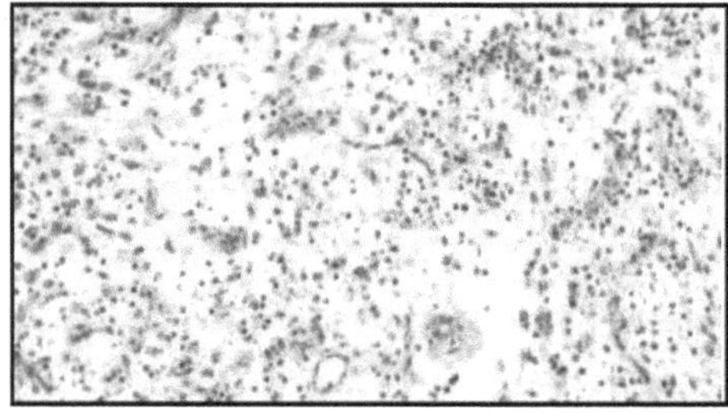

A O padrão vascular mixoide apresenta miofibroblastos fusiformes dispersos num fundo mixoide com linfócitos e células plasmáticas.

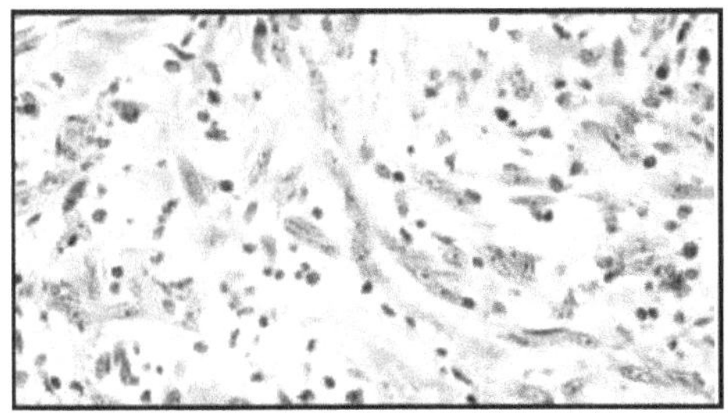

B Miofibroblastos fusiformes e células ganglionares dispersas num fundo mixoide
com reação inflamatória.

Os miofibroblastos frouxamente dispostos, rechonchudos ou fusiformes, num fundo mixoide edematoso, com vasos sanguíneos abundantes e um infiltrado de plasmócitos, linfócitos e eosinófilos, assemelham-se a tecido de granulação, fasceíte nodular ou outros processos reactivos. Um segundo padrão é caracterizado por uma proliferação compacta de células fusiformes fasciculares com regiões mixóides e colagenizadas variáveis e um infiltrado inflamatório distinto com inflamação difusa, pequenos agregados de células plasmáticas ou nódulos linfóides. Assemelha-se a uma fibromatose, a um histiocitoma fibroso ou a uma neoplasia do músculo liso. Nalguns casos, as células miofibroblásticas fusiformes rodeiam os vasos sanguíneos ou incham nos espaços vasculares, semelhante à miofibromatose infantil ou à fasceíte intravascular. Miofibroblastos de aspeto ganglionar com núcleos vesiculares, nucléolos eosinofílicos e citoplasma anfófilo abundante são frequentemente observados nestes dois padrões. O terceiro padrão assemelha-se a uma cicatriz ou fibromatose do tipo desmoide, com colagénio em forma de placa, menor celularidade e inflamação relativamente esparsa com plasmócitos e eosinófilos. Ocasionalmente, são observadas calcificações grosseiras ou psamomatosas e metaplasia óssea. Células poligonais altamente atípicas com núcleos vesiculares ovais, nucléolos proeminentes e mitoses variáveis, incluindo formas atípicas, são observadas em TMIs raros que sofrem transformação histológica maligna. Também se observam grandes células do tipo ganglionar e células do tipo Reed-Sternberg. O padrão histiocitóide de células redondas pode desenvolver-se após múltiplas recorrências.

Imunofenótipo

A forte reatividade citoplasmática difusa para a vimentina é típica de praticamente todos os TMI. A reatividade para a actina do músculo liso e a actina específica do músculo varia de um padrão focal a um padrão difuso no citoplasma das células fusiformes, e a desmina é identificada em muitos casos.[56] A imunorreactividade focal da citoqueratina é observada em cerca de um terço dos casos. A miogenina, a mioglobina e a proteína SI00 são negativas. A positividade citoplasmática imunohistoquímica para ALK utilizando uma variedade de anticorpos monoclonais é detetável em aproximadamente 50% dos EIM e correlaciona-se bem com a presença de rearranjos ALK (que ocorrem principalmente em crianças) detectáveis por hibridização in situ fluorescente. No entanto, a positividade da ALK não é específica dos TMI. A imunorreactividade do TP53 é rara e foi descrita em associação com recorrência e transformação maligna. O TMI não apresenta imunorreactividade para CD117 (KIT).

TUMORES DO MÚSCULO LISO

Os tumores do músculo liso que surgem em localizações não cutâneas e não uterinas têm sido o foco de uma mudança concetual considerável nos últimos anos, e esta está em curso. Especificamente, tem sido incerto se existem ou não leiomiomas benignos de tecidos moles profundos, mas estas lesões estão agora a ser melhor reconhecidas e definidas. A grande maioria dos chamados tumores do músculo liso que surgem no trato gastrointestinal, no mesentério e no omento são, de facto, tumores do estroma gastrointestinal definidos pela presença de mutações *KIT* activadoras e pela expressão da proteína KIT.

ANGIOLEIOMYOMA

Definição

Tumor subcutâneo ou dérmico profundo, frequentemente doloroso e benigno, composto por feixes de músculo liso maduro que rodeiam e se cruzam entre canais vasculares. Estes tumores formam um continuum morfológico com o miopericitoma e o miofibroma.

Sinónimos

Angiomioma, leiomioma vascular.

Epidemiologia

O angioleiomioma é uma neoplasia relativamente comum. Na maior série relatada por Hachisuga et al., 562 casos de angioleiomioma representaram aproximadamente 4,4 % de um total de 12.663 casos de tumores benignos de tecidos moles.[57]

Localização

A maioria dos angioleiomiomas ocorre nas extremidades, especialmente na extremidade inferior, e outros locais incluem a cabeça e o tronco. Os tumores estão normalmente localizados no subcutâneo e menos frequentemente na derme profunda. A maioria dos tumores do subtipo histológico sólido desenvolve-se na extremidade inferior e a maioria dos tumores do subtipo cavernoso desenvolve-se na extremidade superior. Os tumores do tipo venoso desenvolvem-se mais frequentemente na cabeça do que os outros subtipos. Em contraste com o leiomioma pilar, quase todos os angioleiomiomas são solitários.

Caraterísticas clínicas

Os angioleiomiomas ocorrem mais frequentemente nas mulheres, embora os tumores localizados na extremidade superior e na cabeça sejam mais frequentes nos homens do que nas mulheres. As lesões desenvolvem-se normalmente entre a quarta e a sexta décadas de vida. A maioria dos angioleiomiomas apresenta-se como uma pequena massa de crescimento lento, geralmente com vários anos de duração. A dor é a queixa subjectiva mais caraterística em cerca de metade dos doentes com angioleiomioma. Em alguns doentes, a dor é exacerbada pelo vento, frio, pressão, gravidez ou menstruação.

Macroscopia

Os angioleiomiomas são nódulos bem demarcados, esféricos, branco-acinzentados ou castanhos, e a maioria tem menos de 2 cm de diâmetro. Os tumores do tipo sólido são mais pequenos do que os dos outros dois tipos.

Histopatologia

Os angioleiomiomas podem ser divididos em três subtipos de acordo com o padrão histológico dominante: sólido, venoso e cavernoso. As células musculares lisas do angioleiomioma são maduras e bem diferenciadas. As figuras mitóticas estão normalmente ausentes ou são muito raras. Nos tumores do tipo sólido, os feixes de músculo liso estão estreitamente compactados e intersectam-se uns com os outros.

Os canais vasculares neste tipo de tumor são em grande número, mas normalmente de pequenas dimensões e em forma de fenda. Os tumores de tipo venoso têm canais vasculares de tipo venoso com paredes musculares espessas, e os feixes de músculo liso lesionais não são tão compactos. As camadas exteriores do músculo liso nas paredes vasculares misturam-se com os feixes de músculo liso intervasculares. Os tumores do tipo cavernoso são compostos por canais vasculares dilatados com pequenas quantidades de músculo liso, e as paredes musculares destes vasos são difíceis de distinguir dos feixes de músculo liso intervenientes. Embora se observem ocasionalmente dois padrões histológicos diferentes no mesmo tumor, um dos subtipos histológicos acima referidos é geralmente identificado como a histologia dominante. De acordo com esta subclassificação, os angioleiomiomas relatados por Hachisuga et al. foram separados em 374 casos (66%) do tipo sólido, 127 (23%) do tipo venoso e 61 (11%) do tipo cavernoso. Raramente, os núcleos das células musculares lisas estão aumentados e hipercromáticos, provavelmente exibindo atipia nuclear degenerativa.[58] Podem ser observadas áreas de hialinização, calcificação, alteração mixoide, hemorragia e pequenos grupos de células adiposas maduras. Uma vez que não há evidência de qualquer relação entre estes angioleiomiomas contendo gordura e os angiomiolipomas renais ou retroperitoneais, nem com a esclerose tuberosa, não devem ser rotulados como "angiomiolipoma subcutâneo".

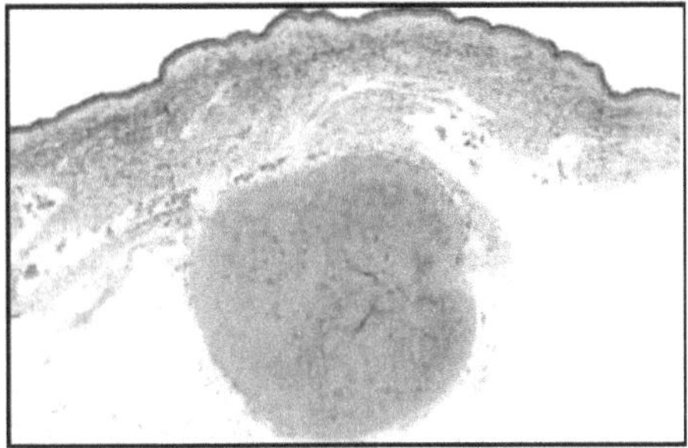

Angioleiomioma de tipo sólido localizado no subcutâneo, mostrando uma demarcação nítida.

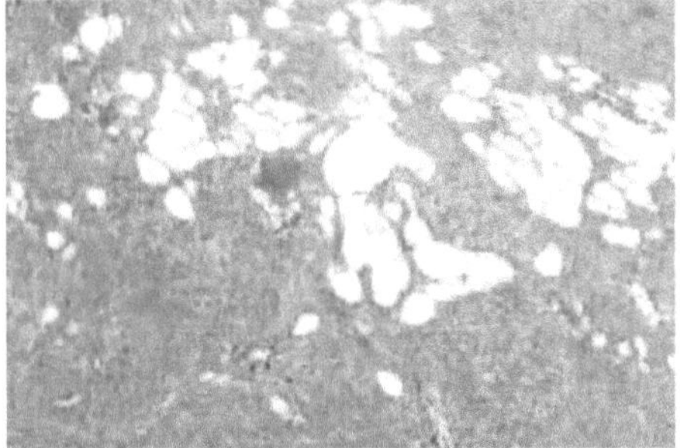

Angioleiomioma com grupos de células adiposas maduras.

Imunohistoquímica

A maioria das células é positiva para a actina alfa do músculo liso, desmina, vimentina e colagénio tipo IV. De acordo com um estudo de Hasegawa et al., em mais de metade dos casos, pequenas fibras nervosas positivas tanto para a proteína S100 como para a PGP9.5 são observadas na cápsula dos tumores e no estroma tumoral [59]. A dor peculiar dos angioleiomiomas é possivelmente mediada por estas fibras nervosas. Em contraste com o angiomiolipoma renal e retroperitoneal, os angioleiomiomas (incluindo os exemplos que contêm gordura) são consistentemente negativos para o HMB45.

Definição

Um tipo muito raro de leiomioma que ocorre nos tecidos moles somáticos profundos ou no retroperitoneu/cavidade abdominal.

Epidemiologia

A existência e os critérios de diagnóstico dos leiomiomas dos tecidos moles profundos têm sido controversos, e apenas foram relatados casos esporádicos de leiomiomas que surgem nos tecidos moles profundos, com exceção das três grandes séries recentes de Kilpatrick et al., Billings et al. e Paal e Miettinen, respetivamente.[60]

Localização

As extremidades são o local mais comum nos tecidos moles somáticos profundos. Surgem no subcutâneo profundo ou no músculo esquelético. O retroperitoneu pélvico e a cavidade abdominal, incluindo o mesentério e o omento, são outros tecidos moles profundos onde podem ocorrer leiomiomas. São sempre distintos do útero e primários independentes dos tecidos moles, em vez de serem leiomiomas parasitas do útero.

Caraterísticas clínicas

Os leiomiomas dos tecidos moles somáticos profundos afectam igualmente ambos os sexos, enquanto os leiomiomas do retroperitoneu ou da cavidade abdominal ocorrem quase exclusivamente em mulheres. A maioria dos doentes de ambos os grupos são adultos jovens ou de meia-idade. Muitas lesões são calcificadas, pelo que podem ser detectadas radiograficamente.

Macroscopia

Os leiomiomas dos tecidos moles profundos são tumores bem circunscritos, de cor branca acinzentada. O maior diâmetro dos 11 leiomiomas dos tecidos moles somáticos profundos descritos por Kilpatrick et al. variava entre 2,5 e 15 cm (média de 7,7 cm) e a maioria media 5 cm ou mais, excedendo o tamanho habitual dos angioleiomiomas. Vinte leiomiomas retroperitoneais e três abdominais relatados por Billings et al. variaram em tamanho de 3,2-37 cm (média de 14 cm). Em seguida, o maior diâmetro de 51 leiomiomas retroperitoneais relatados por Paal e Miettinen variou de 2,5 a 31 cm (média de 16,2 cm), e o peso do tumor variou de 28 a 5400 g (média de 1600 g). A alteração mixoide é comum.

Histopatologia

Os leiomiomas dos tecidos moles profundos são compostos por células que se assemelham muito às células musculares lisas normais, uma vez que apresentam um citoplasma eosinofílico com hematoxilina e eosina, um citoplasma fucsinofílico com coloração vermelha com a técnica do tricrómio de Masson e núcleos brandos, uniformes, com extremidades rombas e em forma de charuto. Estão dispostas em fascículos ordenados que se intersectam. São altamente diferenciados, possuem pouca ou nenhuma atipia e, no máximo, um nível extremamente baixo de atividade mitótica. A necrose não deve estar presente no leiomioma profundo. A maioria das lesões é paucicelular, e alterações degenerativas ou regressivas, como fibrose, hialinização, calcificação e alteração mixoide, são comuns em leiomiomas grandes. Ossificação, alteração epitelioide focal, alteração de células claras e diferenciação gordurosa também são ocasionalmente observadas.[61] Se a alteração gordurosa for proeminente, esses tumores devem ser denominados miolipoma. O significado da atipia nuclear degenerativa focal ainda não está totalmente definido e deve sempre levar a uma pesquisa cuidadosa de mitoses e a uma amostragem adicional.

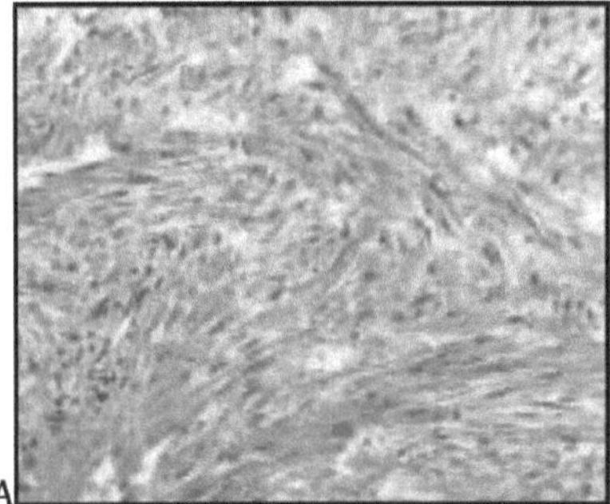

A. Leiomioma do retroperitoneu composto por fascículos entrelaçados de células musculares lisas.

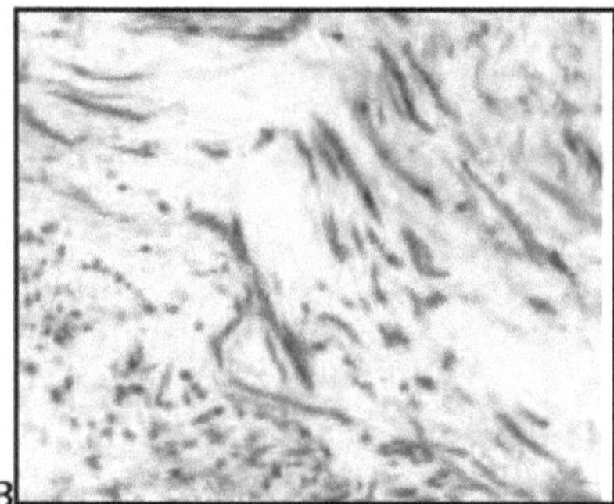

B. Leiomioma do retroperitoneu mostrando alteração mixoide.

Imunohistoquímica

As células tumorais são sempre positivas para actina, desmina e h-caldesmon, pelo menos de forma focal. A proteína S100 é negativa. Billings et al. referiram que todos os seis leiomiomas retroperitoneais testados eram positivos para os receptores de progesterona e cinco dos seis eram positivos para os receptores de estrogénio, indicando provavelmente que os tumores provêm de músculo liso sensível a hormonas, ao passo que nenhum dos leiomiomas somáticos ou leiomiossarcomas retroperitoneais expressava qualquer proteína recetora de hormonas.

LEIOMIOSSARCOMA

Definição

O leiomiossarcoma é um tumor maligno composto por células com caraterísticas distintas de músculo liso.

Epidemiologia

O leiomiossarcoma de tecidos moles geralmente ocorre em pessoas de meia-idade ou mais velhas, embora possa se desenvolver em adultos jovens e até mesmo em crianças.[62] O leiomiossarcoma é o sarcoma predominante que surge de vasos sanguíneos maiores. Para além destas localizações, é um sarcoma comparativamente menos comum, representando talvez 10-15% dos sarcomas dos membros. A incidência por sexo depende da localização do tumor, constituindo as mulheres uma clara maioria dos doentes com leiomiossarcomas retroperitoneais e da veia cava inferior, mas não dos doentes com leiomiossarcomas noutros locais dos tecidos moles.

Localização

A localização mais comum do leiomiossarcoma de tecidos moles é o retroperitoneu, incluindo a pélvis. Outro subgrupo distinto é constituído por leiomiossarcomas que surgem em grandes vasos sanguíneos, mais frequentemente na veia cava inferior e nas grandes veias da extremidade inferior. A origem arterial ocorre, mas é rara; os sarcomas da artéria pulmonar e de outras grandes artérias geralmente não apresentam as caraterísticas do leiomiossarcoma e são mais bem classificados como sarcomas da íntima. Os leiomiossarcomas que envolvem locais de tecidos moles não retroperitoneais constituem um terceiro grupo. Estes são encontrados mais frequentemente na extremidade inferior, mas podem desenvolver-se noutros locais. As localizações intramuscular e subcutânea ocorrem em proporções aproximadamente iguais e alguns destes tumores mostram evidências de origem numa veia de pequeno a médio porte (sem nome).

Caraterísticas clínicas

O leiomiossarcoma de tecidos moles apresenta-se geralmente como uma lesão maciça. No caso de tumores retroperitoneais, também pode estar presente dor. Os sintomas produzidos pelo leiomiossarcoma da veia cava inferior dependem da porção envolvida. Quando o tumor se localiza na porção superior, obstrui as veias hepáticas e produz a síndrome de Budd-Chiari, com hematomegalia, iterícia e ascite. A localização na porção média pode resultar na obstrução das veias renais e consequente disfunção renal, enquanto o envolvimento da porção inferior pode causar edema das pernas. Este último pode também ocorrer com leiomiossarcomas das grandes veias da extremidade inferior. Os estudos imagiológicos do leiomiossarcoma demonstram uma massa de tecidos moles inespecífica, mas são úteis para delinear a relação com as estruturas adjacentes, particularmente no retroperitoneu. No caso de leiomiossarcoma de origem venosa, o venograma pode demonstrar um componente intraluminal.

A etiologia

A causa do leiomiossarcoma de tecidos moles é desconhecida. A ocorrência predominante de leiomiossarcomas retroperitoneais e da veia cava inferior em mulheres levanta a questão da influência hormonal, mas esta não é clara.

Macroscopia

O leiomiossarcoma de tecidos moles forma tipicamente uma massa carnuda, com cores que variam entre o cinzento, o branco e o bronzeado. Um carácter espiralado pode ser evidente até certo ponto. Os exemplos maiores apresentam frequentemente hemorragia, necrose ou alterações quísticas. O limite do tumor parece frequentemente bem circunscrito, embora também se possa encontrar uma infiltração óbvia. No retroperitoneu, pode haver extensão para órgãos adjacentes.

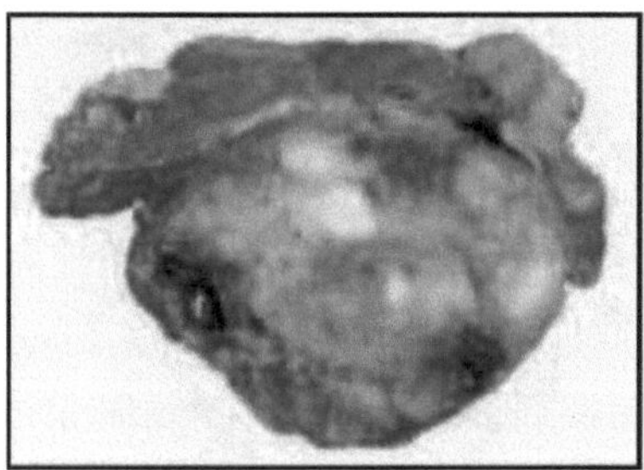

Esta lesão de alto grau (19 cm) do músculo quadricípite apresenta necrose extensa e hemorragia.

Histopatologia

O padrão histológico típico do leiomiossarcoma é o de grupos de células fusiformes que se intersectam e apresentam margens nítidas. Este padrão pode

Os tumores podem ser menos bem definidos em áreas de alguns tumores e, ocasionalmente, existe uma disposição focal estoriforme, paliçada ou semelhante a um hemangiopericitoma. Os tumores são normalmente celulares compactos, mas pode estar presente fibrose ou alteração mixoide; neste último caso, pode resultar um padrão retiforme ou microcístico. As zonas hialinizadas e hipocelulares e a necrose tumoral coagulativa são frequentes nos leiomiossarcomas de maiores dimensões. Raramente existe inflamação crónica ou aguda abundante.[63] Os núcleos das células tumorais são carateristicamente alongados e com extremidades rombas, podendo ser indentados ou lobados. O hipercromatismo e o pleomorfismo nucleares são geralmente notáveis, embora possam ser focais, ligeiros ou ocasionalmente ausentes. As figuras mitóticas podem geralmente ser facilmente encontradas, embora possam ser poucas ou irregulares; e são frequentemente observadas mitoses atípicas. O citoplasma varia de tipicamente eosinofílico a pálido e, no primeiro caso, é frequentemente nitidamente fibrilar. A vacuolização citoplasmática é frequentemente aparente, particularmente em células cortadas transversalmente. A citomorfologia epitelioide, as células gigantes multinucleadas semelhantes a osteoclastos, as células inflamatórias crónicas muito proeminentes e a alteração citoplasmática granular são achados invulgares que, quando identificados, estão normalmente presentes apenas numa parte do tumor. Ocasionalmente, os leiomiossarcomas de tecidos moles contêm áreas com um aspeto pleomórfico inespecífico, pouco diferenciado, para além das áreas típicas. Estes podem ser considerados "leiomiossarcomas desdiferenciados", embora este termo não seja de uso comum. Raramente, um componente osteossarcoma ou rabdomiossarcoma está associado ao leiomiossarcoma (ver "mesenquima maligno").

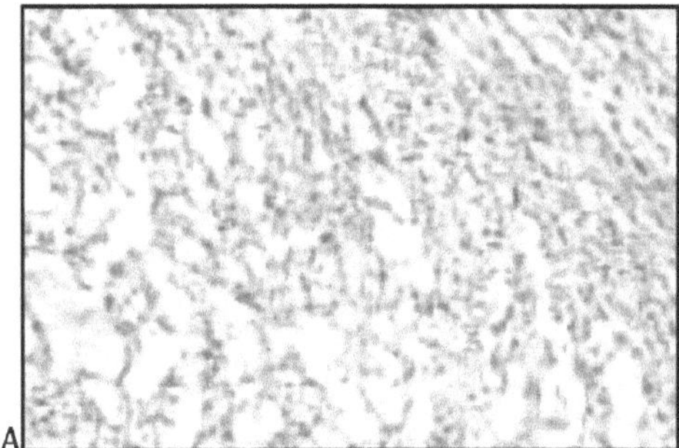

(A) um aspeto mixoide e reticular,

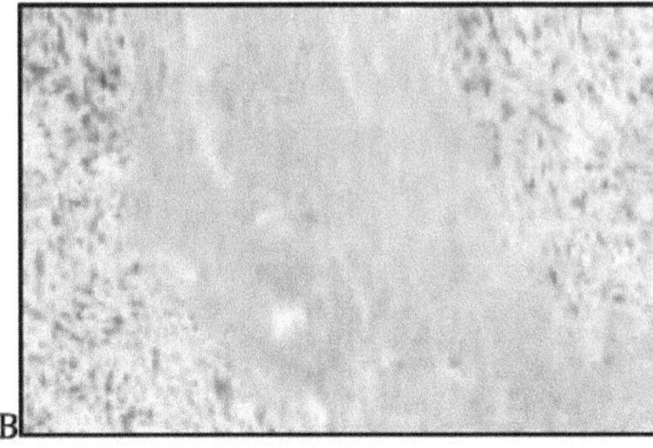

(B) necrose e hialinização, e

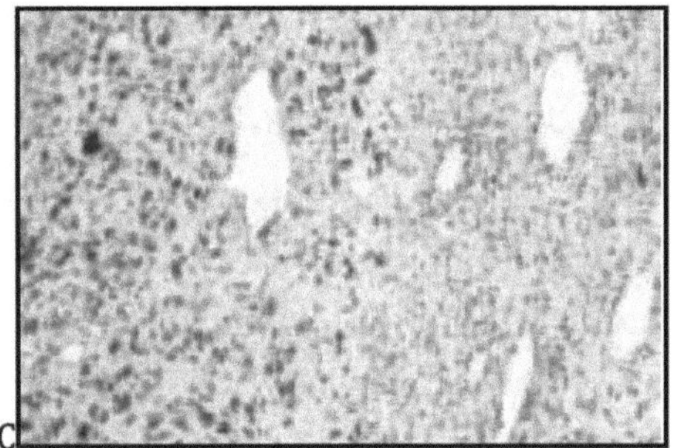

(C) transição abrupta para um tumor mais pleomórfico indicativo de desdiferenciação.

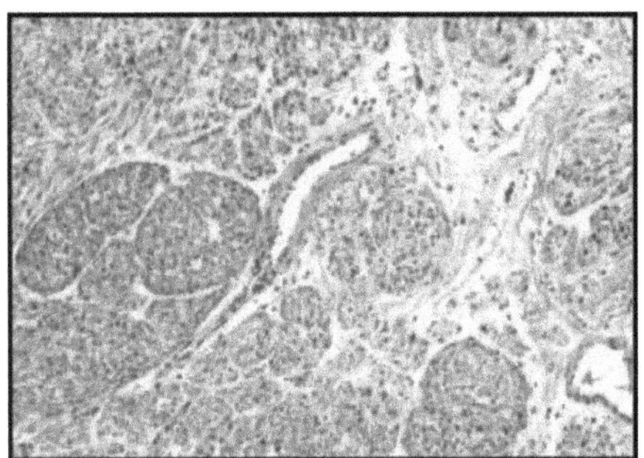

Leiomiossarcoma composto por nódulos e feixes de células fusiformes eosinofílicas.

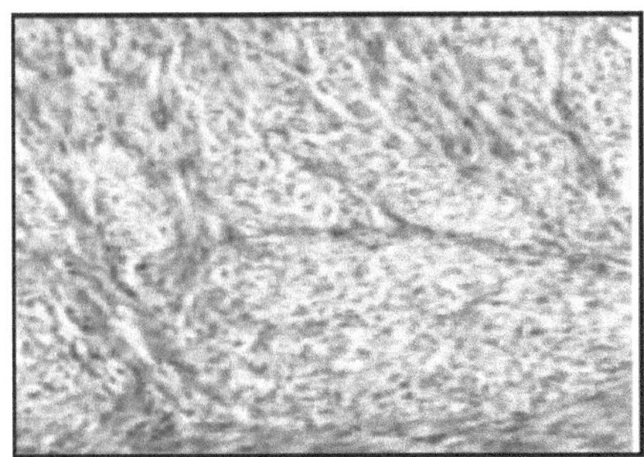

Leiomiossarcoma com grupos típicos de células fusiformes que se intersectam.

Imunofenótipo

A SMA, a desmina e o h-caldesmon são positivos numa grande maioria dos leiomiossarcomas de tecidos moles. No entanto, nenhum destes marcadores é absolutamente específico do músculo liso (ou mesmo do músculo em geral) e a positividade de dois destes marcadores é mais favorável ao leiomiossarcoma do que a positividade de apenas um. As áreas "desdiferenciadas" podem ser negativas para a AMS e a desmina, mas a negatividade total para ambos num tumor lançaria grandes dúvidas sobre o diagnóstico de leiomiossarcoma. As colorações que podem ser positivas, pelo menos focalmente, incluem queratina, EMA, CD34 e proteína S100. O KIT (CD117) é normalmente negativo, em contraste com os tumores estromais gastrointestinais. Em geral, o diagnóstico de leiomiossarcoma de tecidos moles não deve ser efectuado com base em imunocolorações na ausência de caraterísticas morfológicas adequadas.

TUMORES PERICÍTICOS (PERIVASCULARES)

As neoplasias pericíticas *e* perivasculares têm sido tradicionalmente dominadas pelo hemangiopericitoma. No entanto, reconhece-se atualmente que esta última categoria de diagnóstico engloba uma grande variedade de tipos de tumores que partilham a presença de vasos sanguíneos ramificados de paredes finas. Se essas lesões forem classificadas de outra forma, resta apenas um pequeno grupo de lesões de células fusiformes designadas como hemangiopericitoma, embora não tenham uma relação evidente com os pericitos e possam estar mais estreitamente relacionadas com o tumor fibroso solitário.

Definição

Os tumores glómicos são neoplasias mesenquimatosas compostas por células que se assemelham muito às células musculares lisas modificadas do corpo glómico normal.

Epidemiologia

Os tumores glómicos são raros, representando menos de 2% dos tumores dos tecidos moles.[64] Podem ser observadas lesões múltiplas em cerca de 10% dos doentes. Os tumores glómicos malignos são extremamente raros, representando menos de 1% dos tumores glómicos. Os tumores glómicos ocorrem tipicamente em adultos jovens, mas podem ocorrer em qualquer idade. Não há predileção por sexo, exceto nas lesões subungueais, que são muito mais comuns nas mulheres.

Localização

A grande maioria dos tumores glómicos ocorre nas extremidades distais, particularmente na região subungueal, na mão, no pulso e no pé. No entanto, foram notificados tumores raros em quase todas as localizações, incluindo o estômago, o pénis, o mediastino, o nervo, o osso e o pulmão. Os tumores glómicos ocorrem quase sempre na pele ou nos tecidos moles superficiais, embora sejam raros os casos em tecidos moles profundos ou nas vísceras. Os tumores glómicos malignos estão normalmente localizados em profundidade, mas podem ser cutâneos.

Caraterísticas clínicas

Os tumores glómicos cutâneos são tipicamente pequenos (<1 cm), nódulos vermelho-azulados que estão frequentemente associados a uma longa história de dor, particularmente com a exposição ao frio ou a pequenos estímulos tácteis. Os tumores glómicos de localização profunda ou visceral podem não ter sintomas associados ou ter sintomas referentes ao órgão envolvido.

Histopatologia

Tumores glómicos típicos

Os tumores glómicos típicos são subcategorizados como "tumor glómico sólido", "glomangioma" e "glomangiomioma", dependendo da proeminência relativa das células glómicas, das estruturas vasculares e do músculo liso. As células glómicas são células pequenas, uniformes e arredondadas, com um núcleo redondo centralizado e citoplasma anfófilo a ligeiramente eosinofílico. Cada célula está rodeada por uma lâmina basal, melhor observada nas colorações histoquímicas PAS ou azul de toluidina. Ocasionalmente, os casos mostram alterações oncocíticas ou epitelióides.[65] Os tumores glómicos sólidos são a variante mais comum, compreendendo aproximadamente 75% dos casos. São compostos por ninhos de células glómicas que rodeiam vasos de tamanho capilar. O estroma pode apresentar hialinização ou alteração mixoide. São frequentemente observados pequenos punhos de células glómicas à volta de pequenos vasos localizados fora da massa principal.

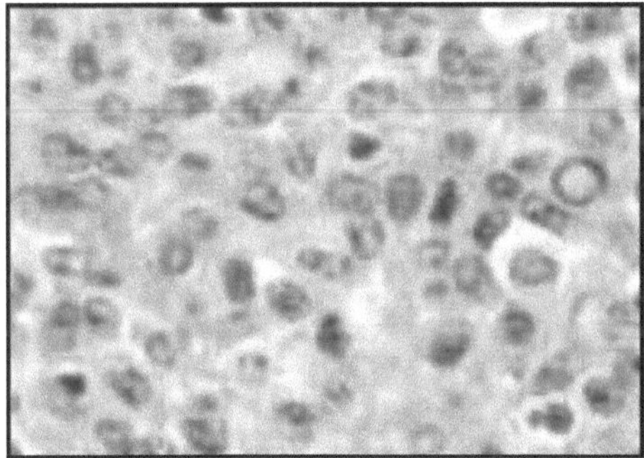

Tumor glómico com citomorfologia arredondada típica e membranas celulares bem definidas

membranas celulares

Os glomangiomas, que constituem aproximadamente 20% dos tumores glómicos, são caracterizados por veias dilatadas rodeadas por pequenos aglomerados de células glómicas. Os glomangiomas são o tipo mais comum de tumor glómico em doentes com lesões múltiplas ou familiares.

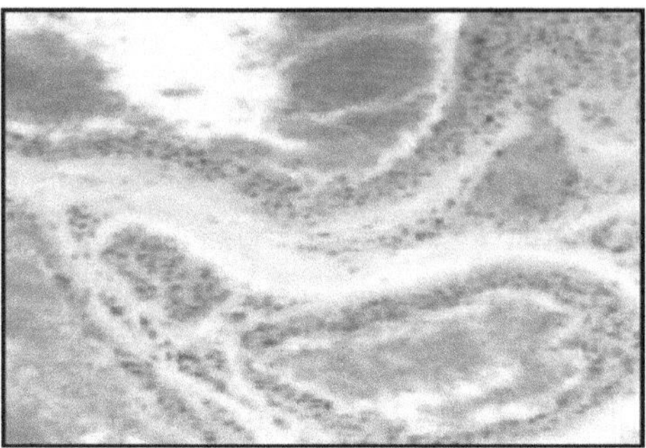

A lesão é composta por espaços vasculares dilatados, cujas paredes contêm várias camadas de células glómicas.

Os glomangiomiomas, o subtipo menos comum de tumor glómico típico, são caracterizados por uma arquitetura geral semelhante à do glomus sólido

O tumor glômico ou glomangioma e por uma transição de células glômicas típicas para células alongadas que se assemelham a músculo liso maduro. Em alguns tumores glómicos, está presente uma vasculatura ramificada, semelhante a um hemangiopericitoma, tendo esses casos sido designados "glomangiopericitoma".

Glomangiomatose

A glomangiomatose é uma variante extremamente rara do tumor glómico com uma semelhança arquitetónica geral com a angiomatose difusa. A glomangiomatose distingue-se da angiomatose pela presença de múltiplos nódulos de tumor glómico sólido que investem as paredes vasculares. É benigna apesar do seu crescimento infiltrativo.

Tumores do Symplasticglomus

Os tumores glómicos displásicos apresentam uma atipia nuclear marcante na ausência de qualquer outra caraterística preocupante (por exemplo, tamanho grande, localização profunda, atividade mitótica, necrose). Acredita-se que a atipia nuclear acentuada que caracteriza estes tumores seja um fenómeno degenerativo. Todos os casos relatados até à data têm-se comportado de forma benigna.

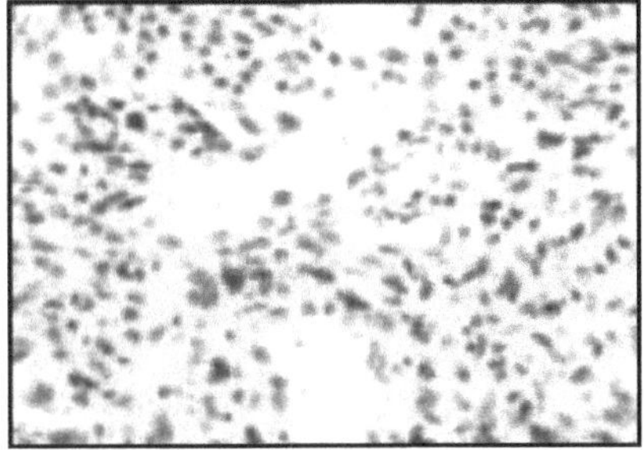

Tumor glómico displásico com atipia nuclear proeminente mas sem atividade mitótica.

Tumores glómicos malignos (glomangiossarcomas) e tumores glómicos de potencial maligno incerto

Os tumores glómicos histologicamente malignos são extremamente raros e os clinicamente malignos (por exemplo, metastáticos) ainda mais raros. Antes de 2000, tinham sido registados menos de 20 tumores histologicamente malignos e 2 clinicamente malignos. Os critérios para o diagnóstico de malignidade nos tumores glómicos só recentemente foram elaborados. O diagnóstico de "tumor glômico maligno" deve ser reservado para tumores que apresentem 1) Tamanho >2 cm e localização subfascial ou visceral;

2) Figuras mitóticas atípicas; ou

3) Atipia nuclear acentuada e qualquer nível de atividade mitótica.

Estas caraterísticas variam frequentemente num determinado caso. É frequente, mas nem sempre, a presença de um componente de tumor glómico de aspeto benigno preexistente. Existem dois tipos de tumores glómicos malignos.

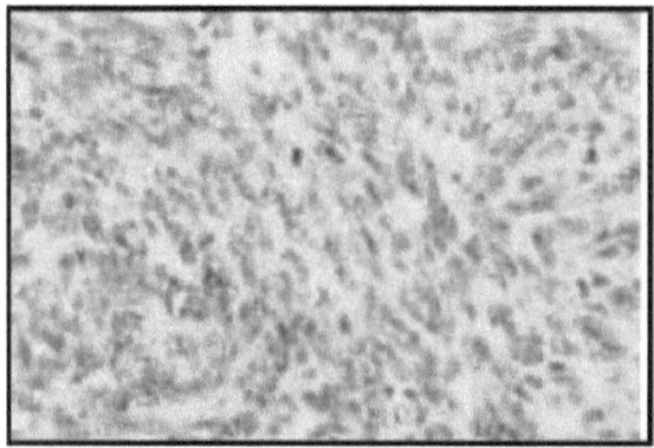

Tumor glómico maligno, tipo de células fusiformes.

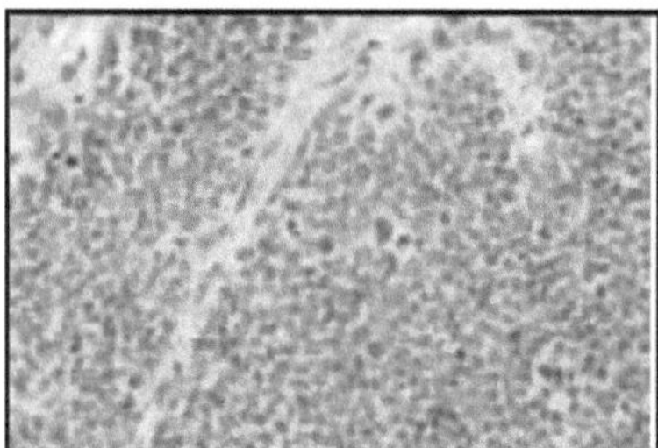

Tumor glómico maligno, tipo de células redondas.

Imunohistoquímica

Os tumores glómicos de todos os tipos expressam tipicamente actina de músculo liso e têm uma produção abundante de colagénio tipo IV pericelular. O H-caldesmon também é positivo. Outros marcadores, incluindo desmina, CD34, citoqueratina e proteína S100, são normalmente negativos.[66]

MIOPERICITOMA

Definição

O miopericitoma é um tumor benigno, geralmente subcutâneo, composto por células de aparência mioide de forma oval a fusiforme com uma tendência notável para o crescimento perivascular concêntrico. Pensa-se que as células lesionais apresentam uma diferenciação aparente em células mióides perivasculares ou miopericitos. O miopericitoma forma um continuum morfológico com o miofibroma, o angioleiomioma e o chamado hemangiopericitoma infantil.

Sinónimos

No passado, o miopericitoma pode ter sido diagnosticado como um miofibroma solitário ou "hemangiopericitoma".

Epidemiologia

O miopericitoma surge mais frequentemente a meio da idade adulta; no entanto, as lesões podem surgir em qualquer idade. Não foram registados casos familiares.

Localização

O miopericitoma surge geralmente no tecido subcutâneo. Existe uma predileção pelas lesões que envolvem as extremidades distais; contudo, os tumores também podem surgir noutros locais, incluindo as extremidades proximais e o pescoço. É provável que, com o aumento do reconhecimento deste tumor, seja descrita uma distribuição mais alargada dos locais.

Caraterísticas clínicas

O miopericitoma apresenta-se geralmente como um nódulo subcutâneo indolor, de crescimento lento, que pode estar presente durante anos. Algumas lesões são dolorosas. O miopericitoma surge mais frequentemente como uma lesão solitária, mas as lesões múltiplas não são infrequentes. As lesões múltiplas surgem geralmente de forma metacrónica e envolvem normalmente uma região anatómica específica, como o pé.

Macroscopia

O miopericitoma tende a ser um nódulo bem circunscrito com menos de 2 cm de diâmetro.

Histopatologia

Os miopericitomas não são encapsulados e a maioria das lesões é bastante bem circunscrita. As lesões são compostas por células relativamente monomórficas, ovais a fusiformes, de aspeto mioide, que apresentam um crescimento concêntrico multicamadas marcante em torno dos vasos sanguíneos lesionais. As células têm um citoplasma eosinofílico ou anfófilo. As lesões podem ser solidamente celulares; no entanto, alguns casos apresentam um estroma mixoide proeminente. Em casos ocasionais, as células fusiformes desintegram-se nas regiões intervasculares. Em muitos casos, os vasos sanguíneos fora da lesão também apresentam uma proliferação perivascular concêntrica de células fusiformes. Os vasos sanguíneos lesionais tendem a ser numerosos e podem ser de tamanho variável. Nalguns casos, estão presentes numerosos vasos sanguíneos com paredes finas, ramificados ou abertos. Nalguns casos, estão presentes arranjos fasiculares ou espiralados de células fusiformes com citoplasma eosinofílico abundante, embebidos em estroma mixoide. Estas áreas são semelhantes às espirais mioides da miofibromatose/miofibroma e observa-se frequentemente invaginação ou abaulamento destas áreas no lúmen dos vasos sanguíneos lesionais. A proliferação subendotelial de células lesionais nas paredes dos vasos é frequentemente observada e, de facto, o miopericitoma pode localizar-se inteiramente no lúmen de uma veia. Alguns miopericitomas têm um componente de células com caraterísticas do tipo glomus, incluindo forma cuboidal, bordos celulares distintos, citoplasma claro a eosinofílico e núcleos centrais redondos, podendo o termo glomangiopericitoma ser utilizado nestes casos. Na realidade, existe um espetro de lesões que inclui miofibromatose, miofibroma, hemangiopericitoma infantil, glomangiopericitoma e miopericitoma.[67] Raramente, as lesões apresentam hialinização marcada, alteração quística ou osso metaplásico focal. As mitoses não são conspícuas (geralmente muito menos de 1/10 HPF). Necrose coagulativa foi descrita em um glomangiopericitoma; entretanto, este parece ser um achado muito incomum.

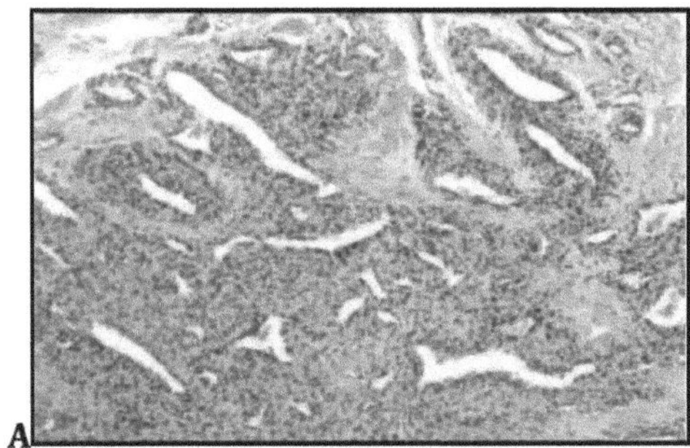

A. Proliferação típica de células tumorais à volta de vasos sanguíneos na periferia deste exemplo mal circunscrito.

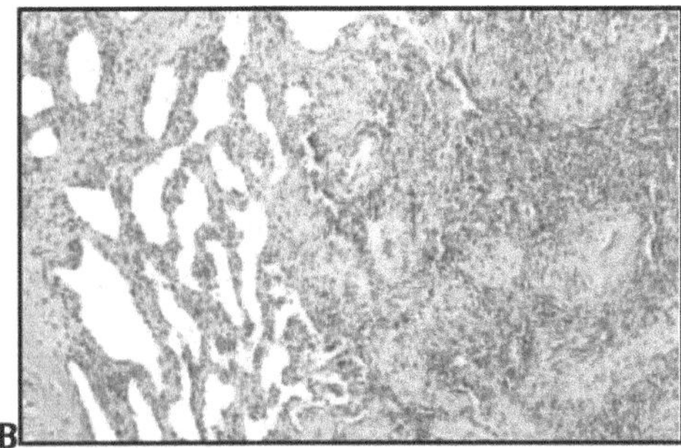

B. Vasos sanguíneos proeminentes de paredes finas (à esquerda) e formação de de células fusiformes.

Imunofenótipo

As células fusiformes nos miopericitomas são positivas para actina de músculo liso (SMA). A coloração para SMA é geralmente positiva de forma difusa, mas pode ser apenas focalmente positiva, geralmente numa distribuição perivascular.[67] Casos ocasionais são focalmente positivos para desmina. Em alguns casos, ocorre coloração focal de CD34 pelas células lesionais. As células lesionais são negativas para a proteína S100 e a maioria dos casos é negativa para a citoqueratina.

TUMORES DO MÚSCULO ESQUELÉTICO

Os tumores malignos que apresentam uma diferenciação do músculo esquelético são muito raros, mas mantêm a sua importância, uma vez que representam o maior subconjunto de sarcomas de tecidos moles em bebés e crianças.

Devido às importantes diferenças de prognóstico, nos últimos anos tem sido dada muita ênfase à distinção mais exacta e reprodutível entre as variantes embrionárias e alveolares do rabdomiossarcoma. Com a utilização crescente e mais fiável de imunocolorações, o rabdomiossarcoma em adultos já não é considerado excecionalmente raro. Neste grupo etário, é mais frequentemente representado pelo subtipo pleomórfico.

RHABDOMYOMA

Rabdomioma do adulto

Definição

O rabdomioma do adulto (A-RM) é um tumor mesenquimal benigno raro com diferenciação do músculo esquelético maduro e uma predileção pela região da cabeça e do pescoço.[68]

Localização

A região da cabeça e do pescoço (90%) é o local mais comum, principalmente a mucosa aerodigestiva superior (faringe, cavidade oral e laringe) e os tecidos moles do pescoço.

Caraterísticas clínicas

A idade média é de 60 anos (variando entre 33 e 80 anos), com uma predominância de 3:1 de homens. Os sintomas incluem obstrução das vias aéreas superiores e massa na mucosa ou nos tecidos moles (duração média de 2 anos, variando entre 2 semanas e 3 anos); em 10% a massa é assintomática. A RM-A é frequentemente solitária (70%), mas pode ser multinodular (26%) com nódulos discretos na mesma área anatómica ou, raramente, multicêntrica (4%).

Macroscopia

A massa (tamanho médio de 3 cm, variação de 1,5 a 7,5 cm) é circunscrita, de cor castanho-escura a castanho-avermelhada, macia e nodular ou lobulada.

Histopatologia

A RM-A é bem circunscrita, mas não encapsulada, e é composta por lóbulos de células poligonais grandes, uniformes e bem compactadas num estroma escasso. As células têm citoplasma abundante, eosinofílico, granular ou vacuolado (células em "aranha") com bordos bem definidos e núcleos vesiculares, pequenos, redondos, localizados central ou perifericamente, por vezes com nucléolos proeminentes.

Observam-se focalmente inclusões citoplasmáticas em forma de bastonete e estrias cruzadas. O citoplasma rico em glicogénio é positivo para ácido periódico de Schiff (PASJ) e sensível à diastase. As colorações de ácido fosfotúngstico-hematoxilina, tricrómio de Masson ou imunohistoquímica realçam as estrias cruzadas citoplasmáticas, bem como as inclusões cristalinas ou em forma de bastonete.

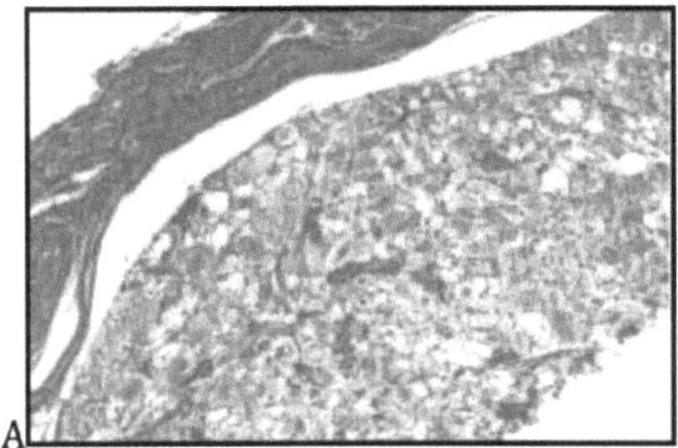

A. Massa bem circunscrita composta por grandes células poligonais com citoplasma vacuolado eosinofílico e rodeada por músculo esquelético normal.

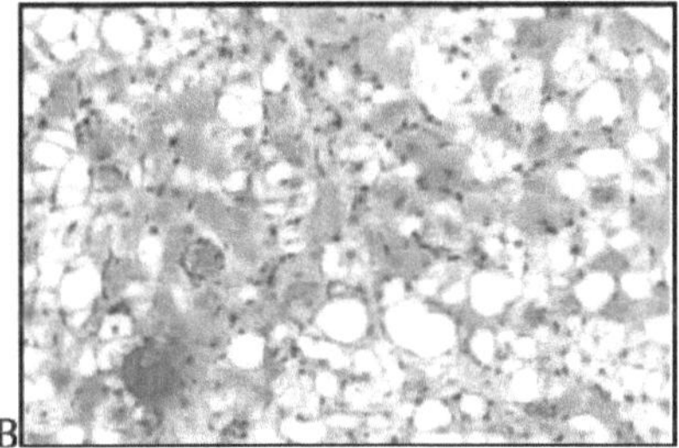

B. Uma ampliação maior mostra células grandes e poligonais com abundante
citoplasma granular e vacuolado.

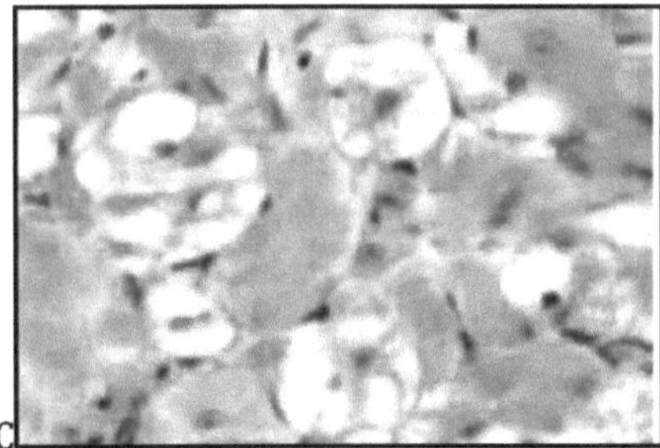

C. Os núcleos vesiculares e os nucléolos redondos proeminentes são a marca registada das
células "aranha".

Imunofenótipo

A diferenciação do músculo esquelético é facilmente demonstrada em colorações imuno-histoquímicas com positividade citoplasmática para MSA, desmina e mioglobina em todos os casos, podendo ser observada positividade focal ou rara para vimentina, SMA e proteína S100. As colorações para GFAP, citoqueratina, EMA e CD68 são negativas.[69]

Rabdomioma fetal

Definição

O rabdomioma fetal (F-RM) é um tumor mesenquimal benigno raro que apresenta uma diferenciação imatura do músculo esquelético e uma predileção pela cabeça e pescoço.

Localização

Mais de 90% dos F-RM ocorrem nos tecidos moles ou nas mucosas da cabeça e do pescoço, embora, raramente, outros locais possam estar envolvidos.[70] Os F-RM "clássicos" têm uma predileção pelos tecidos moles pós-auriculares, e os de diferenciação "intermédia" tendem a ocorrer nos tecidos moles da face ou nas mucosas, mas ambos os subtipos podem ocorrer em qualquer local da cabeça e do pescoço.

Caraterísticas clínicas

A idade média é de 4 anos (variação, 3 dias-58 anos) com uma predominância masculina de 2,4:1. Num estudo, 10/24 casos (42%) tinham menos de 1 ano de idade, 6 (25%) eram congénitos e 11 (46%) ocorreram em doentes com mais de 15 anos de idade. O tamanho mediano é de 3,0 cm (variação de 1-12,5 cm). A F-RM apresenta-se como uma massa solitária bem definida envolvendo tecidos moles ou mucosa (duração mediana de 8 meses, variando entre 3 dias e 19 anos). Alguns casos estão associados à síndroma das células basais naevoides.

Macroscopia

A F-RM apresenta-se como uma massa solitária, circunscrita, macia, branco-acinzentada a rosa-amarelada com uma superfície de corte brilhante. Nos locais das mucosas, o F-RM é polipoide.

Histopatologia

A MF é circunscrita mas não encapsulada. A MF imatura "clássica" é composta por células fusiformes primitivas e indistintas associadas a miotúbulos fetais delicados dispostos ao acaso num estroma mixoide abundante. A MF "intermédia" (também designada por "juvenil" ou "celular") apresenta um espetro mais amplo de diferenciação ou uma maturação mais avançada entre a MF "clássica" e a MF-A.[71] Podem observar-se grandes células musculares estriadas em forma de cinta entrelaçadas, amplos fascículos de rabdomioblastos fusiformes delicados que simulam um tumor do músculo liso, ou rabdomioblastos em forma de gânglio. A atipia nuclear e a necrose estão ausentes na F-RM. As mitoses estão geralmente ausentes, mas num estudo 5/24 FRM tinham 1-14 mitoses/50HPF . A relação destes últimos casos com o rabdomiossarcoma embrionário bem diferenciado não é clara. A ausência de atipias nucleares proeminentes é o critério mais importante para separar o F-RM do rabdomiossarcoma.

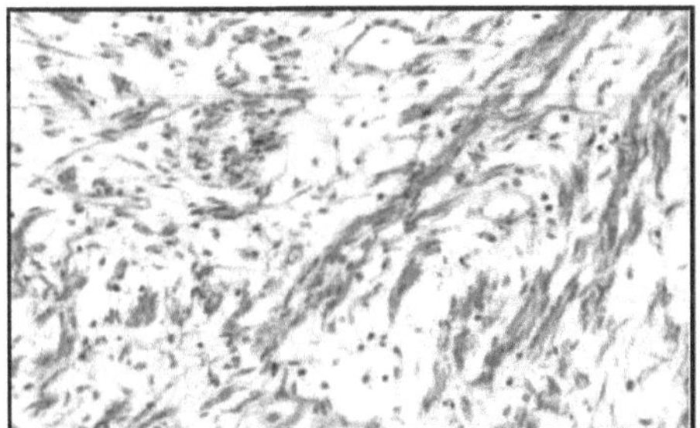

Um tumor é composto por miotúbulos fetais delicados e citologicamente brandos.

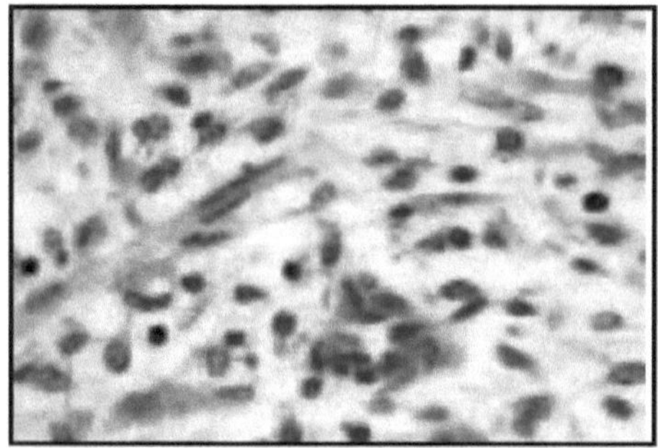

B Células fusiformes primitivas num estroma mixoide.

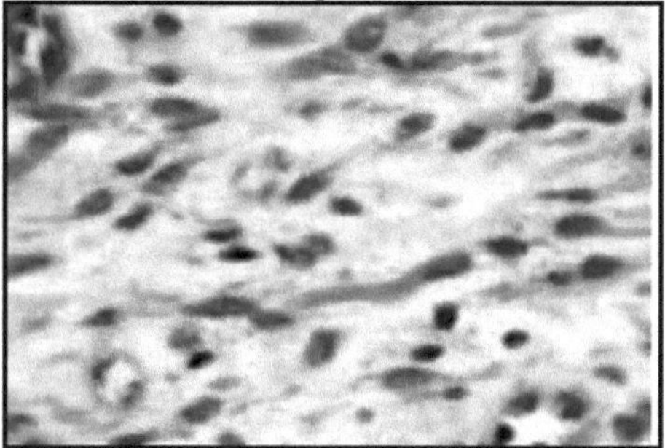

C Os rabdomioblastos delicados ocasionais apresentam estriações cruzadas.

Imunofenótipo

O imunofenótipo do músculo esquelético é demonstrado em todos os casos, com forte positividade para MSA, mioglobina e desmina. Pode também ser observada reatividade focal para SMA, proteína S100, GFAP e vimentina. A coloração da vimentina é variável e frequentemente fraca. A citoqueratina, o CD68 e a EMA são negativos[72].

Rabdomioma genital

Definição

O rabdomioma genital (G-RM) é um tumor mesenquimal benigno raro com um grau avançado de diferenciação do músculo esquelético e uma predileção pela vagina, quase exclusivamente em mulheres de meia-idade.

Localização

A maioria dos casos apresenta-se como pólipos na vagina, vulva ou colo do útero. Foram descritos raros G-RM em homens na região paratesticular ou no epidídimo.

RABDOMIOSSARCOMA EMBRIONÁRIO

Definição

Um sarcoma primitivo maligno dos tecidos moles que recapitula as caraterísticas fenotípicas e biológicas do músculo esquelético embrionário. O termo rabdomiossarcoma embrionário engloba as variantes de células fusiformes, botrioide e anaplásica.

Sinónimos

Miosarcoma, rabdomioma maligno, rabdomiossarcoma, sarcoma rabdopoiético, rabdosarcoma, sarcoma embrionário.

Epidemiologia

Os rabdomiossarcomas constituem a maior categoria de sarcomas de tecidos moles em crianças e adolescentes, ocorrendo em 4,6/milhão de crianças americanas com menos de 15 anos de idade.[74] Os rabdomiossarcomas embrionários constituem o subtipo mais comum de rabdomiossarcoma, ocorrendo em 3,0/milhão de crianças americanas com menos de 15 anos de idade. As crianças com menos de dez anos de idade são tipicamente afectadas; entre os doentes com menos de 15 anos de idade, apenas 17% dos rabdomiossarcomas embrionários surgem em adolescentes. A maior proporção (46%) de rabdomiossarcomas embrionários ocorre em crianças com menos de 5 anos de idade. Cinco por cento dos rabdomiossarcomas afectam os bebés e alguns são congénitos. O rabdomiossarcoma embrionário também constitui uma variante histológica importante em adultos, embora esses casos sejam raros. As taxas de incidência são mais elevadas nos brancos.

Localização

Embora os rabdomiossarcomas embrionários contenham células histologicamente idênticas ao músculo estriado em desenvolvimento, menos de 9% surgem na musculatura esquelética das extremidades. A maior proporção ocorre na cabeça e no pescoço (cerca de 47%), seguida do sistema geniturinário (cerca de 28%). As localizações comuns no trato geniturinário incluem a bexiga urinária, a próstata e os tecidos moles paratesticulares. Os locais típicos de origem na cabeça e no pescoço incluem os tecidos moles intrínsecos ou circundantes da órbita e da pálpebra, orofaringe, parótida, canal auditivo e ouvido médio, fossa pterigoide, nasofaringe, passagens nasais e seios paranasais, língua e bochecha. O rabdomiossarcoma de células fusiformes também ocorre em adultos, geralmente em locais não paratesticulares. Por definição, os rabdomiossarcomas botrióides têm de surgir sob uma superfície epitelial mucosa, o que os limita a órgãos como a bexiga urinária, o trato biliar, a faringe, a conjuntiva ou o canal auditivo.

Caraterísticas clínicas

Coincidindo com a diversidade das suas origens anatómicas, os rabdomiossarcomas embrionários produzem uma variedade de sintomas clínicos, geralmente relacionados com efeitos de massa e obstrução. Assim, as lesões da cabeça e pescoço podem causar proptose, diplopia, sinusite ou surdez unilateral, consoante a sua localização. Do mesmo modo, as lesões geniturinárias podem produzir uma massa escrotal ou retenção urinária, e os tumores biliares podem causar iterícia. Caso contrário, os sintomas são geralmente os de uma massa de tecidos moles de crescimento rápido.

A etiologia

Os rabdomiossarcomas embrionários podem resultar de mutações esporádicas ou hereditárias. Geralmente, isto ocorre como uma variação da hipótese de Knudson- Strong de dois golpes, que teoricamente pode envolver perda de heterozigotia ou metilação aberrante de genes, bem como mutações do ADN. A transformação maligna dos rabdomiomas muito raramente causa rabdomiossarcoma. Os agentes cancerígenos que causam rabdomiossarcomas em humanos não foram identificados, mas foram encontrados em estudos com ratos e peixes-zebra.

Macroscopia

Tal como a maioria das neoplasias pediátricas primitivas, os rabdomiossarcomas embrionários formam massas mal circunscritas, carnudas, de cor castanho-clara, que colidem diretamente com as estruturas vizinhas. As variantes de células fusiformes e botrióides apresentam caraterísticas distintivas adicionais. Os rabdomiossarcomas de células fusiformes, tal como outras lesões de células fusiformes, formam tumores firmes e fibrosos com superfícies de corte amarelo-amareladas e espiraladas. Os tumores botrióides, tal como o nome indica, têm um aspeto polipoide caraterístico com grupos de pequenos nódulos sésseis ou pendunculados que confinam com uma superfície epitelial.

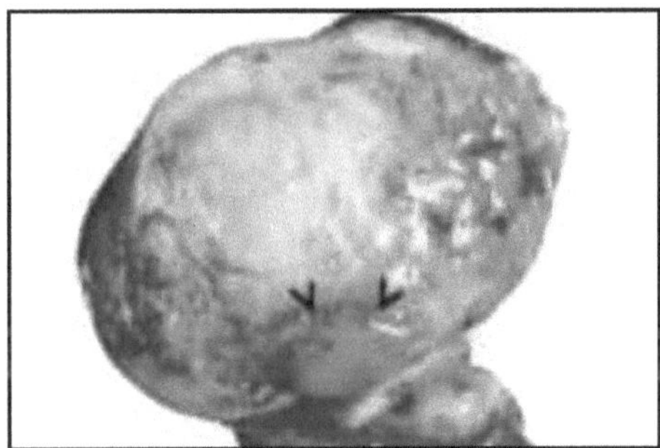

Rabdomiossarcoma embrionário de grandes dimensões envolvendo os tecidos moles paratesticulares.

O tumor forma uma massa carnuda, bronzeada e pálida, com compressão do testículo adjacente (setas).

Histopatologia

Análogo ao músculo esquelético embrionário, os rabdomiossarcomas embrionários são compostos por células mesenquimatosas primitivas em várias fases da miogénese, ou seja, rabdomioblastos.

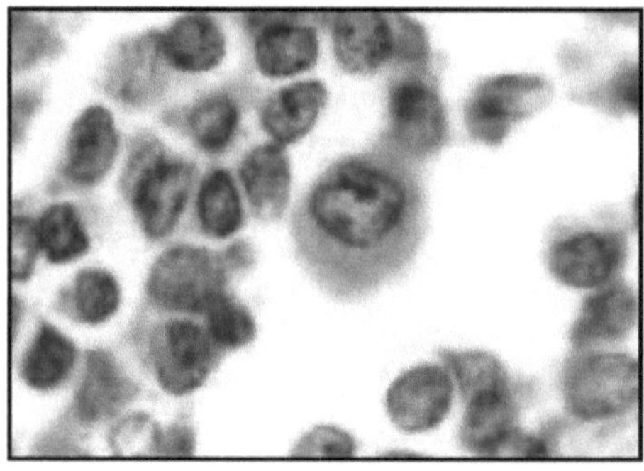

No centro está um rabdomioblasto típico, com um núcleo oval excêntrico, nucléolo central e citoplasma eosinofílico.

As células estreladas com citoplasma ligeiramente anfófilo e núcleos centrais e ovais representam o extremo mais primitivo deste espetro. À medida que essas células se diferenciam, adquirem progressivamente mais eosinofilia citoplasmática e formas alongadas, manifestadas em termos descritivos como "girino", "alça" e célula "aranha". A eosinofilia brilhante, as estrias cruzadas citoplasmáticas e a multinucleação indicam diferenciação terminal, podendo ser evidentes formas de miotubos. A diferenciação tende a ser mais evidente após a quimioterapia, uma vez que os elementos diferenciados se tornam a população celular predominante, separada por necrose e fibrose induzidas pela terapia.[75] A arquitetura histológica do rabdomiossarcoma embrionário também se assemelha ao músculo embrionário, que forma agregados de mioblastos no meio de tecidos mesodérmicos frouxos e mixóides.[76] Do mesmo modo, áreas alternadas de celularidade densa e compacta e tecidos mixóides frouxos constituem rabdomiossarcomas embrionários. A quantidade de celularidade frouxa e densa varia de caso para caso: um estroma abundante e mucoide contendo rabdomioblastos dispersos e semelhante a mixomas predomina em alguns exemplos, e agregados compactos de células fusiformes densamente dispostas formam outros tumores.

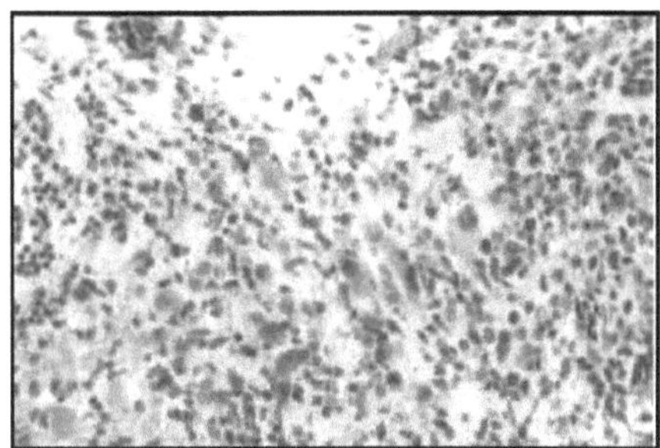

Rabdomiossarcoma embrionário com uma área compacta de diferenciação rabdomioblástica adjacente a uma área com estroma frouxo e mucoide.

A variante botryoid do rabdomiossarcoma embrionário contém agregados lineares de células tumorais que se encontram firmemente junto a uma superfície epitelial. Esta caraterística, conhecida como "camada de câmbio", caracteriza estes tumores.

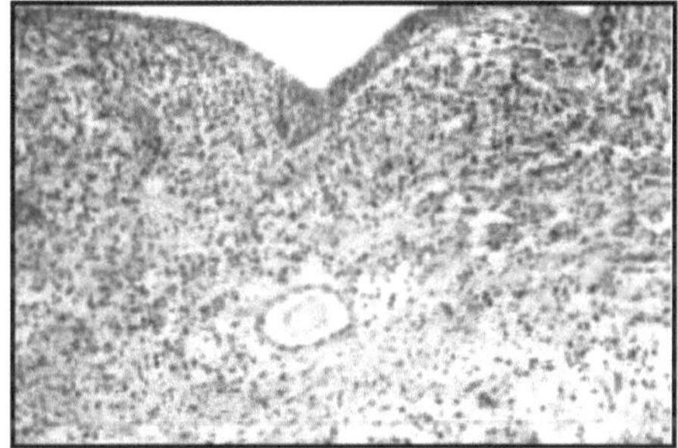

Variante botrioide do rabdomiossarcoma embrionário, com uma camada densa de células tumorais que se sobrepõem a uma superfície epitelial e formam uma camada de câmbio Os rabdomiossarcomas botrióides também contêm um número variável de nódulos polipóides, frequentemente com um estroma mixoide abundante e frouxo que pode parecer enganadoramente benigno.

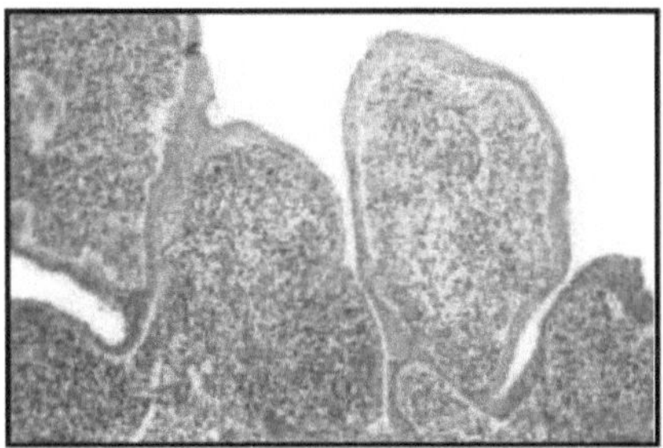

O epitélio escamoso delineia massas polipóides de células tumorais.

Os espirais ou fascículos de células fusiformes densamente dispostos constituem a variante de células fusiformes do rabdomiossarcoma embrionário. Estas células fusiformes assemelham-se muitas vezes a células musculares lisas, com núcleos centrais embotados e extremidades afiladas, mas as estriações cruzadas citoplasmáticas, se presentes, e/ou a eosinofilia brilhante indicam uma diferenciação do músculo estriado, que deve ser confirmada por imunohistoquímica. Os rabdomiossarcomas de células fusiformes podem ter uma arquitetura estoriforme semelhante ao histiocitoma fibroso ou um carácter ondulado como o neurofibroma.

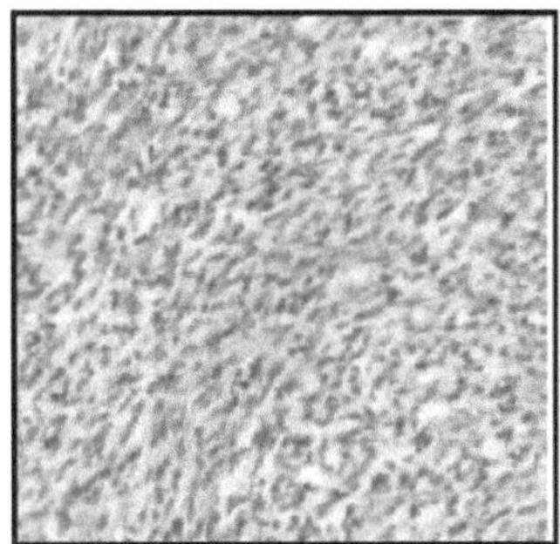

Rabdomiossarcoma de células fusiformes com arquitetura fascicular

A presença de células atípicas alargadas com núcleos hipercromáticos define a variante anaplásica do rabdomiossarcoma. Esta caraterística pode ser observada tanto em tumores embrionários como alveolares, mas é mais prevalente nos primeiros. Também estão frequentemente presentes mitoses bizarras e multipolares. As caraterísticas anaplásicas podem ser focais ou difusas. A anaplasia focal indica a presença de apenas células anaplásicas únicas e dispersas, enquanto a anaplasia difusa indica a presença de aglomerados de células anaplásicas semelhantes a clones.

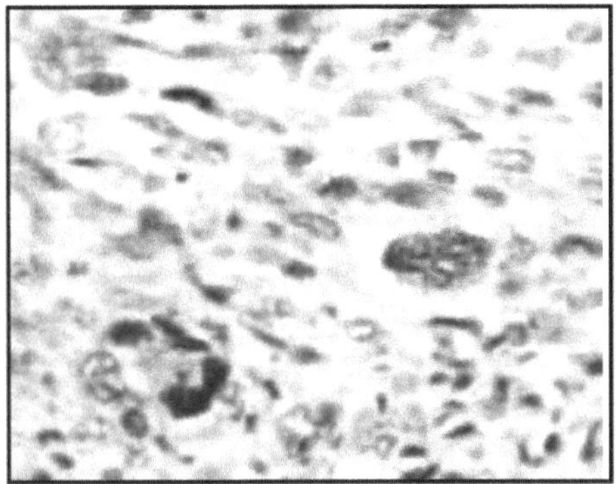

Rabdomiossarcoma embrionário anaplásico com algumas células contendo núcleos hipercromáticos alargados

Imunofenótipo

Os marcadores de diferenciação do músculo esquelético tipificam os rabdomiossarcomas embrionários.[77] A presença destes marcadores correlaciona-se com o grau de diferenciação das células tumorais, tal como acontece na embriogénese. Assim, apenas a vimentina está presente no citoplasma das células mais primitivas, e a desmina e a actina são adquiridas pelos rabdomioblastos em desenvolvimento. As células diferenciadas exibem mioglobina, miosina e creatina quinase M, marcadores que correspondem à diferenciação terminal. Uma variedade de marcadores musculares menos utilizados, como a titina, a distrofina e os antigénios do recetor da acetilcolina, também caracterizam os rabdomiossarcomas. Os marcadores musculares, como a desmina e a actina específica do músculo (HHF-35), são partilhados por células com um fenótipo miogénico, incluindo músculo liso, músculo cardíaco, miofibroblastos, células mioepiteliais, pericitos e algumas células mesoteliais. Os anticorpos contra a MyoD1 e a miogenina são altamente específicos e sensíveis para o rabdomiossarcoma e são atualmente utilizados como anticorpos padrão para o diagnóstico. No entanto, apenas a coloração nuclear é específica e a positividade citoplasmática não específica de MyoD é comum em tecidos recuperados pelo calor e incluídos em parafina. Foi registada uma coloração aberrante ocasional com uma variedade de marcadores imunohistoquímicos. Os marcadores expressos de forma aberrante incluem a citoqueratina, a proteína SI00, os neurofilamentos e as proteínas das células B, como o CD20 e as imunoglobulinas. A coloração da actina do músculo liso e da enolase específica dos neurónios ocorre mais frequentemente (em 10% e 30% dos rabdomiossarcomas, respetivamente).

RABDOMIOSSARCOMA ALVEOLAR

Definição

O rabdomiossarcoma alveolar é uma neoplasia primitiva, maligna, de células redondas que, citologicamente, se assemelha a um linfoma e que apresenta uma diferenciação parcial do músculo esquelético.

Sinónimos

Rabdomioblastoma, sarcoma rabdomiopoiético, rabdomiossarcoma monomorfo de células redondas.

Epidemiologia

Os rabdomiossarcomas alveolares ocorrem em todas as idades, mas não mostram uma predileção por crianças mais novas e ocorrem mais frequentemente em adolescentes e adultos jovens; casos muito raros podem ser congénitos. A idade média dos doentes afectados foi de 6,8 e 9,0 anos nos relatórios da Sociedade Internacional de Oncologia Pediátrica (SIOP) e do Intergroup Rhabdomyosarcoma Study (IRS).[78] Ocorrem menos frequentemente do que os rabdomiossarcomas embrionários (21% dos rabdomiossarcomas no relatório IRS; 19% no relatório SIOP). Não há registo de predileção geográfica ou racial.

Localização

Os rabdomiossarcomas alveolares surgem frequentemente nas extremidades, onde 39% foram registados no Registo de Tumores Pediátricos de Kiel. A série do Instituto de Patologia das Forças Armadas indica que não existe um local de origem preferencial. Outros locais de envolvimento incluem as regiões paraespinal e perineal e os seios paranasais. Os tumores embrionários/alveolares mistos podem surgir em áreas favorecidas por rabdomiossarcomas embrionários, como o trato urogenital e a órbita, mas geralmente são locais de origem pouco comuns.

Caraterísticas clínicas

Os rabdomiossarcomas alveolares apresentam-se tipicamente como massas de crescimento rápido nas extremidades. As lesões paranasais podem apresentar-se com proptose ou défices dos nervos cranianos. Os tumores perirectos podem causar obstipação. As lesões paraespinhais podem causar anomalias nas raízes nervosas, como parestesia, hipestesia ou paresia.

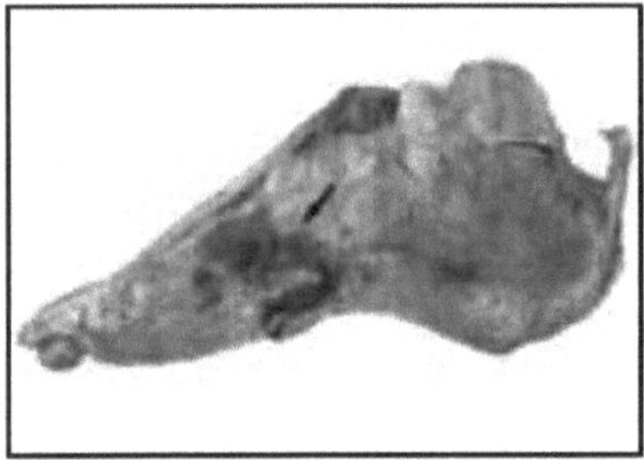

Macroscopia

Os rabdomiossarcomas alveolares são tumores de tecidos moles expansivos, de crescimento rápido, com uma qualidade carnuda e cinzenta. Contêm quantidades variáveis de tecido fibroso.

Secção sagital do pé com rabdomiossarcoma alveolar. Uma massa infiltrativa e hemorrágica surge no tecido mole dos tecidos moles plantares e metatarsais (setas).

Histopatologia

O rabdomiossarcoma alveolar é constituído por três subtipos histológicos principais: os que apresentam caraterísticas típicas, os que apresentam um padrão sólido e os que apresentam caraterísticas embrionárias e alveolares mistas. Todos os rabdomiossarcomas alveolares apresentam caraterísticas citológicas de células redondas que lembram os linfomas, mas com diferenciação mioblástica primitiva. As caraterísticas morfológicas variam, dependendo da presença ou ausência de estroma fibroso e da histologia embrionária. Os rabdomiossarcomas alveolares típicos produzem septos fibrovasculares que separam as células tumorais em ninhos discretos. Estes ninhos contêm aglomerados centrais de células com perda de coesão na periferia. As células tumorais alinham os septos num padrão de piquete. São comuns as células gigantes com diferenciação rabdomioblástica. Casos ocasionais apresentam morfologia de células claras e podem imitar o carcinoma de células claras ou o lipossarcoma. Os rabdomiossarcomas alveolares de variante sólida não apresentam o estroma fibrovascular e formam placas de células redondas com diferenciação rabdomioblástica variável (frequentemente reduzida). Ocasionalmente, podem ser observados pequenos ninhos, particularmente em amostras maiores. As caraterísticas citológicas não diferem das lesões típicas. Os rombossarcomas mistos embrionários *I* alveolares contêm focos com histologia embrionária, ou seja, estroma mixoide e mioblastos de células fusiformes, bem como áreas com histologia alveolar. Os focos alveolares contêm geralmente ninhos com estroma fibroso, embora possam ocorrer focos sólidos altamente celulares semelhantes a linfoma.

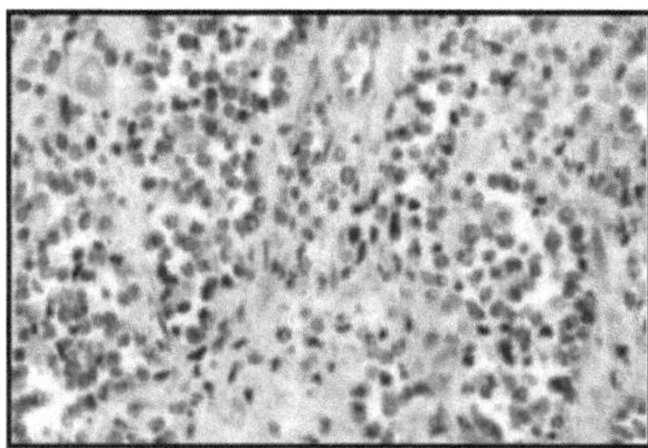

Os septos fibrovasculares colagénicos dividem as misturas de células tumorais indiferenciadas

células tumorais indiferenciadas e rabdomioblastos em ninhos discretos

Imunofenótipo

Os rabdomiossarcomas alveolares coram com anticorpos contra proteínas musculares, conforme descrito em "Rabdomiossarcoma embrionário", embora os tumores primitivos possam ter positividade focal ou ausente. As colorações relacionadas com a MyoD, especialmente a miogenina, mostram tipicamente um padrão de coloração nuclear difuso e forte.[79]

RABDOMIOSSARCOMA PLEOMÓRFICO

Definição

O rabdomiossarcoma pleomórfico é um sarcoma de alto grau que ocorre quase exclusivamente em adultos e que consiste em células bizarras poligonais, redondas e fusiformes que apresentam evidências de diferenciação do músculo esquelético. Não deve ser identificado qualquer componente embrionário ou alveolar.

Epidemiologia

Estas lesões ocorrem quase exclusivamente em adultos, são mais comuns em homens e apresentam-se com uma idade média na 6ª década.[80] Casos excepcionais podem ser observados em crianças, mas a sua existência tem sido contestada.

Localização

Estes tumores ocorrem geralmente nos tecidos moles profundos das extremidades inferiores, mas foram registados numa grande variedade de outras localizações.

Caraterísticas clínicas

A maioria dos doentes apresenta um inchaço doloroso de crescimento rápido.

Macroscopia

Os tumores são bem circunscritos, geralmente grandes (5-15 cm) e frequentemente rodeados por uma pseudocápsula. A superfície de corte é esbranquiçada e firme, com hemorragia e necrose variáveis.

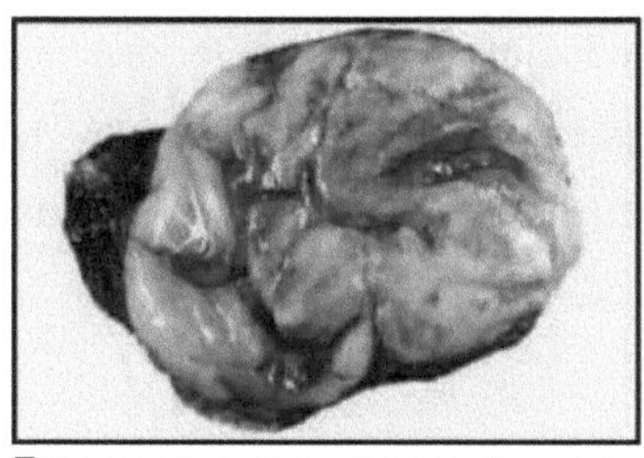

Esta massa, que apresenta zonas de necrose, foi excisada da coxa de um homem de 56 anos. A lesão estendeu-se para a pélvis e recidivou rapidamente após a ressecção inicial

Histopatologia

Trata-se de sarcomas pleomórficos compostos por células indiferenciadas redondas a fusiformes e uma mistura de células poligonais com citoplasma densamente eosinofílico em contornos fusiformes, em forma de girino e de raquete. Alguns observadores classificaram as lesões adultas em padrões "clássicos" (rabdomioblastos pleomórficos em lençóis), "células redondas" e "células fusiformes"[81]. A presença de rabdomioblastos pleomórficos poligonais nas colorações de hematoxilina e eosina de rotina, juntamente com a evidência imuno-histoquímica de pelo menos um marcador específico do músculo esquelético por imuno-histoquímica, é necessária para o diagnóstico.

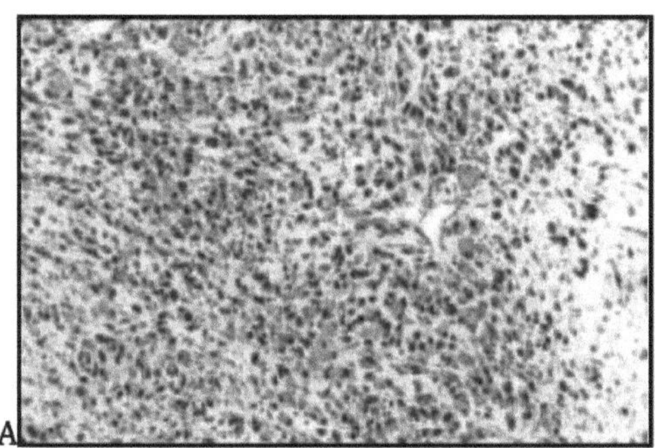

A. Rabdomiossarcoma pleomórfico composto por células poligonais intensamente eosinofílicas
células poligonais

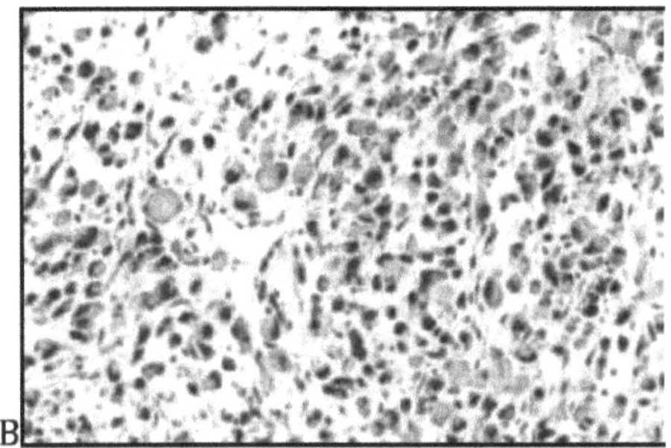

B. Note-se a grande variedade de formas celulares, desde redondas a semelhantes a girinos.

Imunofenótipo

Os rabdomiossarcomas pleomórficos, tal como outros tipos de rabdomiossarcomas, expressam mioglobina, MyoDl, miogenina do músculo esquelético, miosina rápida (do músculo esquelético) e desmina. Expressam, de forma variável, actina específica do músculo, actina do músculo liso e miogenina.[81] Curiosamente, a myoDl e a miogenina parecem apresentar uma positividade mais limitada do que nos rabdomiossarcomas pediátricos. Faltam-lhes marcadores epiteliais e a proteína S100.

TUMORES VASCULARES

Os tumores vasculares benignos são muito comuns e ocorrem mais frequentemente na pele. Em todos os locais, é muitas vezes difícil determinar se as lesões vasculares benignas são malformações, verdadeiras neoplasias ou, em alguns casos, processos reactivos. Do mesmo modo, continua a ser essencialmente impossível distinguir de forma fiável o endotélio dos vasos sanguíneos do endotélio linfático, o que provavelmente reflecte a estreita relação funcional e embriogenética entre estes tipos de células.

HAEMANGIOMAS

Hemangioma sinovial

Definição

O hemangioma sinovial (SH) é uma proliferação benigna de vasos sanguíneos que surge numa superfície revestida por sinóvia, incluindo o espaço intra-articular e a bursa. As lesões semelhantes que ocorrem na bainha do tendão não se enquadram nesta categoria de diagnóstico.

Epidemiologia

A SH é muito rara. A maioria dos doentes são crianças ou adolescentes e existe uma predileção pelo sexo masculino.

Localização

O local mais comum é, de longe, o joelho, seguido muito menos frequentemente pelo cotovelo e pela mão.

Caraterísticas clínicas

O tumor apresenta-se como uma lesão de crescimento lento, frequentemente associada a inchaço e derrame articular. A dor recorrente é um sintoma frequente. Em cerca de um terço dos casos, a dor não é uma caraterística.

A etiologia

A apresentação da maioria das lesões numa idade jovem sugere que a SH é uma forma de malformação vascular. É pouco provável que o traumatismo seja relevante na patogénese.

Macroscopia

Podem ser vistos numerosos vasos congestionados, com dilatações variáveis e de diferentes calibres e o tumor pode ser bastante circunscrito ou difuso.

Histopatologia

O tumor tem frequentemente o aspeto de um hemangioma cavernoso com múltiplos canais vasculares dilatados de paredes finas. Uma percentagem menor de casos tem a aparência de um hemangioma capilar ou arteriovenoso. Os canais vasculares estão localizados por baixo da membrana sinovial e estão rodeados por estroma mixoide ou fibrótico. A deposição de hemossiderina pode ser proeminente A hiperplasia vilosa secundária da sinóvia está presente em alguns casos.

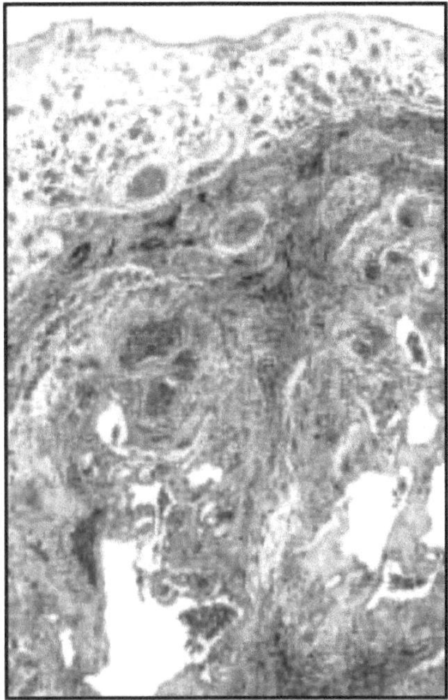

Hemangioma sinovial mostrando uma mistura de canais vasculares cavernosos e capilares subjacentes à sinóvia.

Angioma intramuscular

Definição

O angioma intramuscular (AI) é definido como uma proliferação de canais vasculares benignos no músculo esquelético e está associado, na maioria dos casos, a quantidades variáveis de tecido adiposo maduro.

Sinónimos

Hemangioma intramuscular, angiolipoma intramuscular.

Epidemiologia

Embora relativamente pouco frequente, o AI é um dos tumores de tecidos moles profundos mais frequentes. A faixa etária é ampla, mas os adolescentes e os jovens adultos são os mais frequentemente afectados (em até 90% dos casos). As lesões estão frequentemente presentes há muitos anos, pelo que é provável que muitos exemplos sejam congénitos. A incidência entre os sexos é igual.

Localização

O AI afecta mais frequentemente o membro inferior, em particular a coxa, seguido da cabeça e do pescoço, do membro superior e do tronco. Raros casos podem apresentar-se no mediastino e no retroperitoneu.

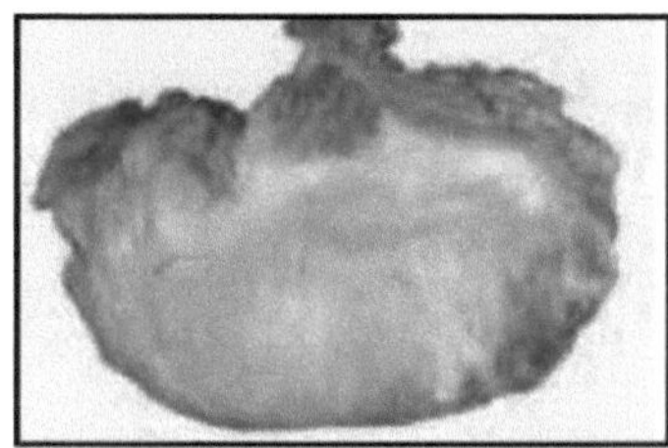

Este hemangioma intramuscular foi excisado do músculo rectus abdominis de uma mulher adulta jovem. Note-se as margens mal circunscritas e o estroma adiposo proeminente

Caraterísticas clínicas

A apresentação típica é a de uma massa de crescimento lento que é frequentemente dolorosa, particularmente após o exercício. A dor está sobretudo presente nos tumores localizados nos membros.

A etiologia

É provável que estas lesões sejam malformações e que não haja qualquer relação com traumatismos.

Macroscopia

Os tumores são frequentemente grandes e existe uma infiltração difusa do músculo afetado. São normalmente visíveis canais vasculares de tamanho variável com trombose e hemorragia. O aspeto do tumor pode ser sólido e amarelado, devido à presença de tecido adiposo. As lesões também têm um aspeto sólido quando predominam os capilares.

Histopatologia

O AI tem sido tradicionalmente classificado de acordo com o tamanho dos vasos em pequenos (capilares), grandes (cavernosos) e mistos. No entanto, esta classificação não é prática, uma vez que a maioria dos tumores contém uma mistura de canais vasculares, incluindo frequentemente linfáticos. O AI é geralmente constituído por veias grandes de paredes espessas, uma mistura de espaços vasculares de tipo cavernoso e capilares ou um componente arteriovenoso proeminente. Os tumores puramente compostos por capilares têm uma predileção pela área da cabeça e do pescoço e os tumores com um componente linfático cavernoso predominante são observados principalmente no tronco, no membro superior proximal e na cabeça. Quantidades variáveis de tecido adiposo maduro estão quase sempre presentes e podem ser muito proeminentes. Este facto explica porque é que o AI era por vezes conhecido no passado como angiolipoma. A atrofia das fibras musculares secundária à natureza infiltrativa do tumor resulta frequentemente em alterações sarcolematosas degenerativas/reactivas com núcleos hipercromáticos.

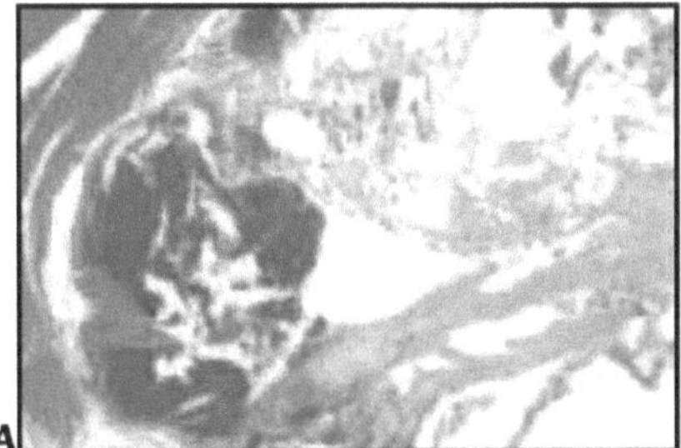

A. Hemangioma intramuscular com predomínio de espaços vasculares de tipo cavernoso

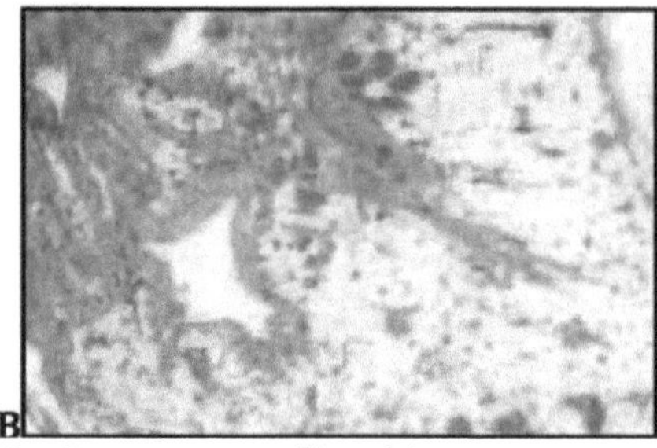

B. Componente adipocítico extenso com atrofia muscular

***Hemangioma venoso* Definição**

O hemangioma venoso (HV) é composto por veias de tamanho variável, muitas vezes com paredes musculares espessas. Os angiomas intramusculares e a angiomatose podem ser compostos quase exclusivamente por veias, mas estão normalmente misturados com outros tipos de vasos. Estes subtipos são descritos nas suas respectivas rubricas.

Epidemiologia

As HV puras são raras e estão presentes sobretudo em adultos.

Localização

Os tumores apresentam-se no subcutâneo ou nos tecidos moles mais profundos, com predileção pelos membros.

Caraterísticas clínicas

A HV apresenta-se frequentemente como um tumor de crescimento lento de longa duração.

A etiologia

A evolução clínica e as caraterísticas clinicopatológicas sugerem que estas lesões representam malformações vasculares.

Macroscopia

A HV é mal definida e consiste em espaços vasculares dilatados e congestionados com áreas de hemorragia.

Histopatologia

A HV consiste tipicamente em grandes vasos de paredes espessas, que se encontram dilatados de forma variável e apresentam frequentemente trombose com formação ocasional de flebólitos. Os vasos amplamente dilatados podem apresentar atenuação das suas paredes, imitando um hemangioma cavernoso. As colorações elásticas revelam a ausência de uma lâmina elástica interna. Este facto ajuda na distinção de um hemangioma arteriovenoso.

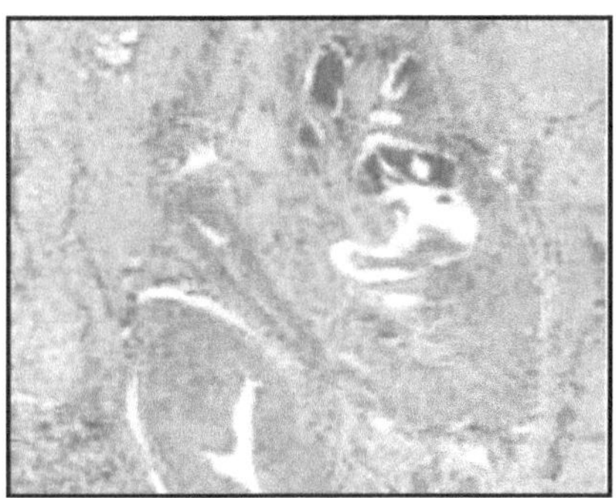

Hemangioma venoso com, tipicamente, numerosas veias proeminentes de paredes espessas.

Hemangioma arteriovenoso

Definição

O hemangioma arteriovenoso (HVA) é uma lesão vascular não neoplásica caracterizada pela presença de shunts arteriovenosos. Existem duas variantes distintas: profunda e cutânea (aneurisma cirsoide ou tumor arteriovenoso acral). Quando estas lesões envolvem múltiplos planos de tecido, são designadas por angiomatose. A HVA não deve ser confundida com os hemangiomas cutâneos (celulares) juvenis, uma vez que estes não regridem espontaneamente.

Sinónimo

Malformação arteriovenosa.

Epidemiologia

A HVA profunda é pouco frequente e afecta crianças e jovens adultos.

Localização

A HVA afecta predominantemente a cabeça e o pescoço, seguidos dos membros.

Caraterísticas clínicas

A angiografia é uma ferramenta essencial para confirmar o diagnóstico e estabelecer a extensão da doença. As lesões estão frequentemente associadas a um grau variável de shunt arteriovenoso, que pode ser suficientemente grave para induzir hipertrofia dos membros, insuficiência cardíaca e coagulopatia de consumo (síndroma de Kasabach-Merritt). A dor é também um sintoma frequente e podem ser observadas alterações cutâneas superficiais que imitam o sarcoma de Kaposi clínica e histologicamente (pseudo-sarcoma de Kaposi ou acroangiodermatite). A presença de shunting pode ser confirmada clinicamente por auscultação.

Macroscopia

Os tumores são mal definidos e contêm um número variável de pequenos e grandes vasos sanguíneos, muitos dos quais estão dilatados.

Histopatologia

Este diagnóstico requer sempre uma correlação clinicopatológica e radiológica. A HVA é caracterizada por um grande número de vasos de diferentes tamanhos, que incluem veias e artérias, sendo as primeiras em grande parte mais numerosas do que as segundas. São frequentes as áreas que se assemelham a um hemangioma cavernoso ou capilar, bem como a trombose e a calcificação. O reconhecimento de shunts arteriovenosos é difícil e requer o exame de numerosas secções seriadas. O espessamento fibrointimal nas veias é um indício de diagnóstico útil. As colorações elásticas são úteis na distinção entre artérias e veias. A coloração negativa para GLUT-1 pode facilitar a distinção do hemangioma juvenil.

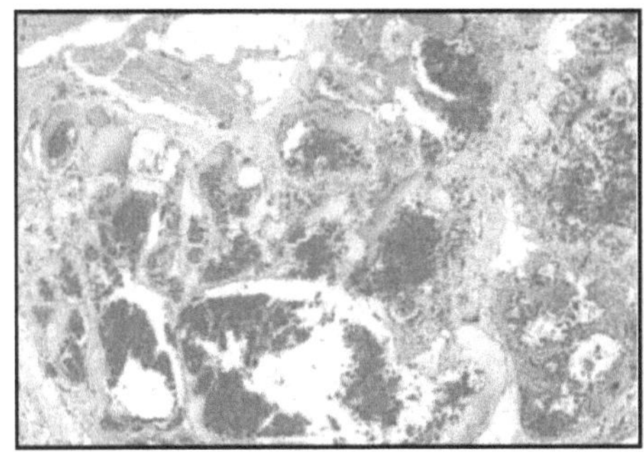

Hemangioma arteriovenoso. Nalguns casos, predominam os espaços vasculares cavernosos

predominam.

Definição

Tumor vascular benigno com vasos bem formados, mas frequentemente imaturos, a maioria dos quais revestidos por células endoteliais epitelioides (histiocitóides) com citoplasma anfófilo ou eosinofílico e um núcleo grande com um padrão de cromatina aberta e nucléolo central. Os exemplos subcutâneos estão normalmente associados a uma artéria muscular. A maioria dos casos tem um componente inflamatório proeminente.

Sinónimos

Hiperplasia angiolinfóide com eosinofilia, hiperplasia angioblástica nodular com eosinofilia e linfofoliculose, hiperplasia linfoide angioblástica subcutânea com eosinofilia e nódulo angiomatóide inflamatório.

Epidemiologia

O hemangioma epitelioide afecta uma vasta gama de idades, com um pico entre a terceira e a quinta décadas.[82] As mulheres parecem ser mais frequentemente afectadas do que os homens.

Localização

Os locais mais frequentemente afectados são a cabeça, especialmente a testa, a área pré-auricular e o couro cabeludo (frequentemente na distribuição da artéria temporal superficial), e as porções distais das extremidades, especialmente os dedos.

Caraterísticas clínicas

A maioria dos doentes apresenta uma massa com um ano ou menos de duração. No entanto, alguns exemplos foram relatados como estando presentes por até 15 anos antes da excisão. O processo é geralmente uninodular, mas a multinodularidade (geralmente em áreas contíguas) é encontrada com alguma frequência.[82] A maioria dos exemplos afecta o subcutâneo, sendo os exemplos dérmicos menos frequentes e os casos profundos raros. Raros casos têm origem num grande vaso . As impressões clínicas pré-operatórias mais frequentes são de um quisto epidérmico ou angioma.

A etiologia

Continua a existir uma controvérsia considerável sobre se o hemangioma epitelioide (hiperplasia angiolinfóide com eosinofilia) é uma lesão reactiva ou uma verdadeira neoplasia. As caraterísticas que apoiam um processo reativo incluem

1) uma predileção por locais de tecidos moles superficiais que se sobrepõem ao osso e têm um enchimento mínimo de tecidos moles, juntamente com uma história convincente de trauma em até 10% dos casos,

2) uma tendência para os exemplos subcutâneos serem bem delineados e simetricamente organizados em torno de um vaso maior que pode ter evidências de danos (por exemplo, proliferação fibrointimal, uma lâmina elástica rompida ou rutura mural),

3) uma reação inflamatória pronunciada, e

4) algumas evidências morfológicas que suportam a maturação da lesão ao longo do tempo. No entanto, a visão alternativa de que se trata de uma verdadeira neoplasia benigna com potencial biológico auto-limitado não pode ser descartada, especialmente tendo em conta a taxa de recorrência local.

Macroscopia

Estas lesões têm geralmente um tamanho de 0,5-2,0 cm, com raros exemplos que excedem os 5 cm. Para além do tamanho, as caraterísticas macroscópicas deste processo não estão bem descritas. Muitos exemplos podem ter um aspeto nodular bastante inespecífico. Alguns exemplos com sangue retido podem ter um aspeto que sugere um hemangioma. Ocasionalmente, os exemplos subcutâneos podem assemelhar-se a um nódulo linfático devido à circunscrição e a uma reação linfoide periférica.

Histopatologia

Os exemplos subcutâneos de hemangioma epitelioide caracterizam-se por uma proliferação proeminente de pequenos vasos do tamanho de capilares revestidos por células endoteliais epitelioides volumosas. Os vasos têm tipicamente um aspeto imaturo e podem não ter um lúmen bem definido, mas estão bem formados com camadas unicelulares do endotélio e uma camada miopericítica/músculo liso intacta. As células endoteliais têm citoplasma anfófilo ou eosinofílico, por vezes vacuolado, e contêm um núcleo único, relativamente grande, com um padrão de cromatina aberta e, frequentemente, um nucléolo central. O processo é geralmente bem demarcado do tecido mole circundante e, normalmente, está associado a um vaso maior (por vezes centrado em torno dele), geralmente uma artéria muscular. Um meio inflamatório rico em eosinófilos e linfócitos está presente na esmagadora maioria dos casos, e muitos exemplos são delimitados por uma reação linfoide proeminente com formação de folículos. É comum encontrar células endoteliais epitelióides no lúmen do vaso maior, quer substituindo parte do revestimento endotelial normal, quer "revestindo" frondes de fibrina, como se observa na hiperplasia endotelial papilar. As secções transversais do vaso maior podem também revelar canais epitelióides revestidos por endotélio que transgridem a parede do vaso e comunicam com a proliferação vascular circundante. Os exemplos dérmicos de hemangioma epitelioide também apresentam uma proliferação de pequenos vasos, revestidos por células endoteliais epitelioides, inseridos num meio inflamatório rico em linfócitos e eosinófilos. Contudo, nesta localização, os vasos têm frequentemente um aspeto mais maduro, com um lúmen bem canalizado, e as células endoteliais são um pouco menos volumosas, frequentemente com um aspeto mais empedrado ou semelhante a um caracol. Além disso, os exemplos dérmicos são menos circunscritos e muitas vezes não têm folículos linfóides. Por fim, estas lesões superficiais não estão normalmente associadas a uma veia central ou artéria muscular de maiores dimensões.

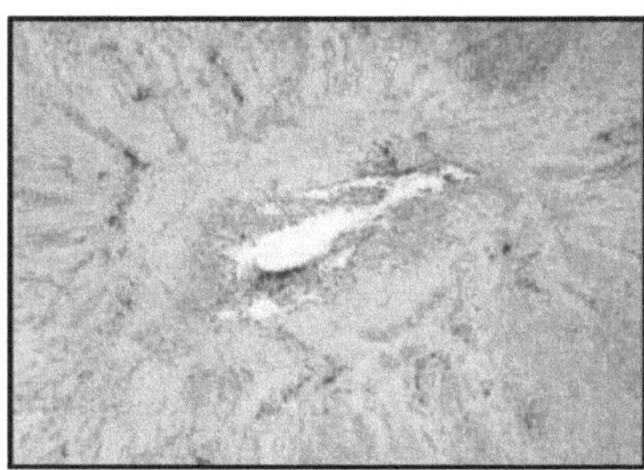

Hemangioma epitelioide.

A. Envolvimento de uma artéria muscular. Note a presença de um componente intraluminal e os vasos imaturos, mas bem formados, ao redor da artéria.

Imunofenótipo

As células endoteliais epitelioides do hemangioma epitelioide são imunorreativas para CD31 e fator VIIIrAg. A imunorreactividade para CD34 também está presente, embora muitas vezes em menor grau. Raramente, pode ser detectada uma expressão limitada de queratina. A imunocoloração para a actina do músculo liso alfa ou para a actina específica do músculo é útil para demonstrar uma camada miopericítica intacta em redor dos vasos imaturos. Os miopericitos positivos para actina estão geralmente presentes em muito menor grau nos tumores vasculares malignos, como o hemangioendotelioma epitelioide e o angiossarcoma epitelioide.

ANGIOMATOSE

Definição

A angiomatose é uma forma difusa de hemangioma que afecta um grande segmento do corpo de forma contígua, quer por extensão vertical, para envolver múltiplos planos de tecido (por exemplo, pele, subcutâneo, músculo, osso), quer por atravessar compartimentos musculares para envolver tipos de tecido semelhantes (por exemplo, múltiplos músculos). Esta definição implica que o diagnóstico é um diagnóstico clínico e patológico combinado.

Sinónimos

Malformação vascular, malformação arteriovenosa e malformação venosa têm sido utilizadas como sinónimos de angiomatose.

Epidemiologia

Aproximadamente dois terços dos casos desenvolvem-se nas duas primeiras décadas de vida e quase todos se manifestam por volta dos 40 anos de idade. As mulheres são afectadas com uma frequência ligeiramente superior à dos homens[83].

Localização

Mais de metade dos casos ocorrem nas extremidades inferiores, seguidas da parede torácica, do abdómen e da extremidade superior.

Caraterísticas clínicas

Os doentes apresentam um inchaço persistente e difuso da parte afetada, que ocasionalmente aumenta e diminui de tamanho e é afetado por actividades extenuantes. Só raramente é observado um desvio arteriovenoso significativo que leva ao gigantismo.

Macroscopia / Histopatologia

As lesões são massas mal definidas que variam de alguns centímetros a 10-20 cm de diâmetro. Embora variem na cor, muitas podem ter um aspeto adiposo, devido à presença de tecido adiposo maduro. A angiomatose pode assumir um de dois padrões. O padrão mais comum é o de uma mistura de vasos venosos, cavernosos e capilares espalhados ao acaso pelos tecidos moles. Os vasos venosos contêm paredes irregularmente atenuadas, a partir das quais grupos de vasos mais pequenos herniam numa disposição semelhante a um ramo de flores. No segundo padrão, a lesão assemelha-se a um hemangioma capilar infiltrativo. Grandes quantidades de gordura madura acompanham frequentemente ambos os tipos. Embora o primeiro padrão seja altamente caraterístico da angiomatose, o diagnóstico não deve ser feito apenas com base neste padrão, mas na combinação destas alterações em associação com as caraterísticas clínicas.[84] As lesões raras com células glómicas proeminentes são classificadas como glomangiomatose

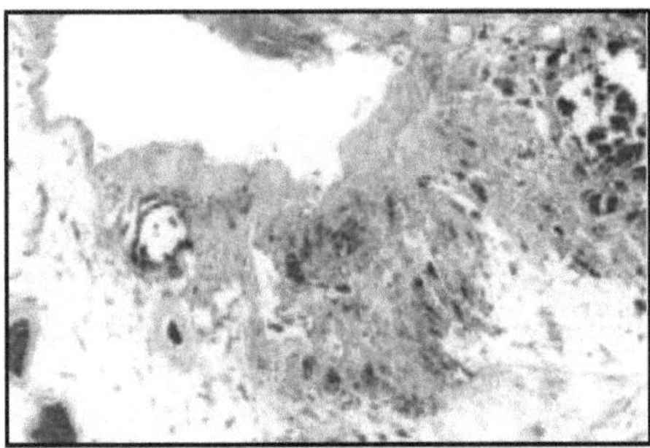

Angiomatose que mostra grupos de pequenos vasos que irradiam de uma veia.

Definição

Lesão vascular benigna, cavernosa / cística, composta por canais linfáticos dilatados . O linfangioma circunscrito e o linfangioma progressivo estão descritos na classificação de tumores cutâneos da OMS.

Sinónimo

Higroma quístico.

Epidemiologia

Os linfangiomas são lesões pediátricas comuns, que se apresentam mais frequentemente ao nascimento ou durante os primeiros anos de vida.[85] Alguns casos podem ser identificados na síndrome de Turner (e noutras síndromes malformativas) e podem ser encontrados em abortos. O linfangioma cavernoso/cístico da cabeça e pescoço representa o subtipo mais frequente.

Localização

Os linfangiomas quísticos localizam-se principalmente no pescoço, axila e virilha, enquanto o tipo cavernoso ocorre adicionalmente na cavidade oral, tronco superior, membros e locais abdominais, incluindo o mesentério e o retroperitoneu.[85]

Caraterísticas clínicas

As lesões apresentam-se como tumefacções indolores bastante circunscritas, que são moles e flutuantes à palpação, e podem mostrar deslocação de órgãos circundantes em locais mediastínicos ou intra-abdominais.

A etiologia

O aparecimento precoce ou mesmo congénito em vida e a arquitetura das lesões favorecem as malformações do desenvolvimento, com as anomalias genéticas a desempenharem um papel adicional.

Macroscopia

Os linfangiomas quísticos cavernosos *I* correspondem a uma massa multicística ou esponjosa, cujas cavidades contêm um líquido aquoso a leitoso.

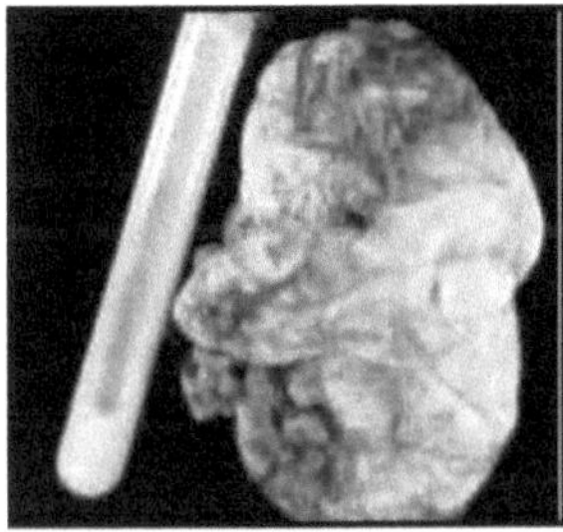

Linfangioma cístico, colapsado.

Histopatologia

Os linfangiomas cavernosos/císticos são caracterizados por vasos linfáticos dilatados, de paredes finas e de diferentes dimensões, revestidos por um endotélio achatado e frequentemente rodeados por agregados linfocíticos. Os lúmens podem estar vazios ou conter líquido proteináceo, linfócitos e, por vezes, eritrócitos. Os vasos de maiores dimensões podem ser revestidos por uma camada de músculo liso e as lesões de longa duração revelam fibrose intersticial e inflamação do estroma.

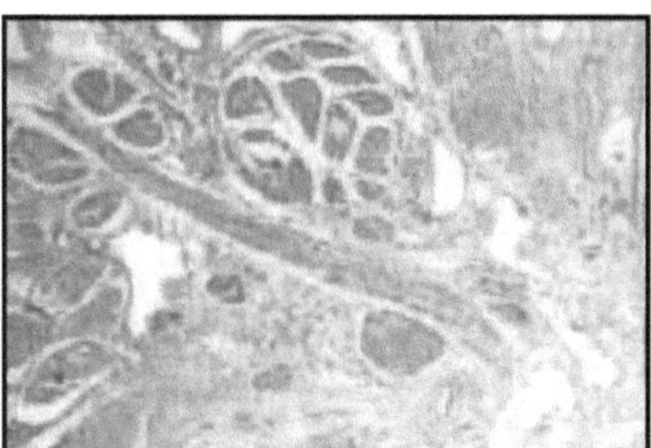

Linfangioma com espaços linfáticos múltiplos, císticos ou ectásicos, de paredes finas

infiltrando o músculo esquelético.

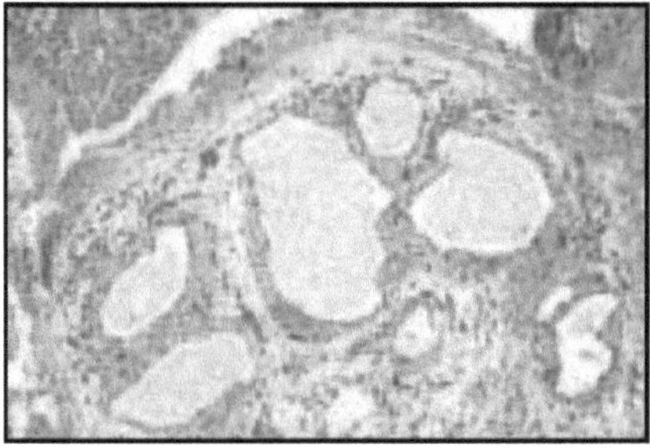

Linfangioma cavernoso com músculo liso proeminente nas paredes dos vasos

paredes dos vasos.

Imunofenótipo

O endotélio demonstra uma expressão variável de FVIII-rAg, CD31 e CD34.[86]

Definição

O hemangioendotelioma kaposiforme é uma neoplasia vascular imatura, localmente agressiva, caracterizada por um padrão predominante de crescimento de células fusiformes fasciculares do tipo sarcoma de Kaposi.

Sinónimos

Hemangioendotelioma infantil do tipo Kaposi, hemangioma com caraterísticas do tipo sarcoma de Kaposi.

Epidemiologia

Trata-se de um tumor raro, sem predileção racial conhecida.

Localização

O tumor ocorre mais frequentemente no retroperitoneu e na pele, mas também pode ocorrer na região da cabeça e do pescoço, no mediastino e nos tecidos moles mais profundos do tronco e das extremidades.[87]

Caraterísticas clínicas

O hemangioendotelioma kaposiforme ocorre tipicamente na infância e na primeira década de vida, mas os casos em adultos são cada vez mais reconhecidos. Os tumores retroperitoneais apresentam-se normalmente como massa abdominal, ascite, obstrução intestinal e iterícia. As lesões profundas dos tecidos moles produzem massas únicas ou múltiplas e podem envolver o osso subjacente e, raramente, gânglios linfáticos regionais (interpretados de forma variável como extensão local ou metástases locais). A coagulopatia de consumo (síndrome de Kasabach-Merritt) pode complicar os tumores de maiores dimensões devido à ativação das vias de coagulação na vasculatura do tumor .

A etiologia

Não existe qualquer associação conhecida com a infeção pelo VIH ou o HHV8.

Macroscopia / Histopatologia

As lesões cutâneas apresentam-se como placas violáceas mal definidas. Os tumores dos tecidos moles são acinzentados a avermelhados, multi-nodulares e podem coalescer e envolver as estruturas circundantes. Microscopicamente, o tumor desenvolve-se sob a forma de lóbulos vagos infiltrativos separados por septos fibrosos. É constituído predominantemente por fascículos de células fusiformes que se entrecruzam, intercalados por capilares. Os fascículos são curvos ou rectos e podem ser compactos com poucos espaços intercalados ou mais soltos, contendo lúmens vasculares em forma de fenda, peneira ou crescente. A atipia nuclear e a atividade mitótica são geralmente discretas. Raramente, os fascículos de células fusiformes podem misturar-se com ninhos sólidos redondos "glomerulóides" de células endoteliais poligonais/epitelióides que possuem um citoplasma eosinofílico abundante. Os capilares intercalados são revestidos por células endoteliais planas ou volumosas, e podem existir lóbulos tumorais que se assemelham a hemangioma celular ou hemangioma capilar. Existem frequentemente focos adjacentes que se assemelham a linfangiomatose. Podem ser encontrados trombos de fibrina e glóbulos vermelhos fragmentados nos espaços em forma de fenda e nos capilares. Pode haver hemorragia, deposição de hemossiderina e raros glóbulos hialinos.

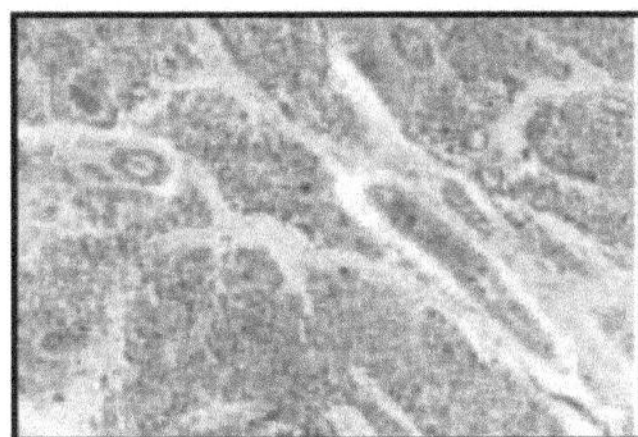

Hemangioendotelioma kaposiforme com uma arquitetura lobular bem desenvolvida
arquitetura lobular

Definição

O hemangioendotelioma retiforme (RH) é uma lesão vascular localmente agressiva, raramente metastática, caracterizada por vasos sanguíneos arborizados distintos, revestidos por células endoteliais com a morfologia caraterística de "hobnail". Estes tumores parecem estar intimamente relacionados com o angioendotelioma papilar intralinfático.

Sinónimo

Hemangioendotelioma de Hobnail.

Epidemiologia

A RH é pouco frequente. Desde a sua descrição original em 1994, apenas 20 casos foram relatados.[88] A faixa etária é ampla, mas geralmente afecta adultos jovens sem predominância de sexo.

Localização

O tumor envolve predominantemente a pele e o tecido subcutâneo e mostra predileção pelas extremidades distais, particularmente o membro inferior.

Caraterísticas clínicas

A RH apresenta-se como uma placa ou nódulo vermelho/azulado de crescimento lento, normalmente com menos de 3 cm de dimensão máxima. Foi descrito um caso com múltiplas lesões. Os casos excepcionais ocorrem no contexto de radioterapia prévia ou de linfedema pré-existente.

Macroscopia / Histopatologia

O exame macroscópico revela uma induração difusa da derme com envolvimento frequente do tecido subcutâneo subjacente. A ampliação por varrimento revela canais vasculares caraterísticos, alongados e estreitos, com uma semelhança impressionante com a rete testis normal. Embora este padrão seja normalmente bem visível, se os canais vasculares forem pequenos ou estiverem colapsados, a arquitetura retiforme pode ser difícil de reconhecer. Os vasos sanguíneos são revestidos por células endoteliais monomórficas hipercromáticas, com núcleos proeminentes e protuberantes e com um aspeto caraterístico de pedra tumular ou de caracol. Estas células têm um citoplasma escasso, que parece misturar-se com o estroma subjacente. O pleomorfismo está ausente e as figuras mitóticas são raras. Está presente um infiltrado linfocítico estromal proeminente e frequentemente intravascular em cerca de metade dos casos. O estroma que rodeia o tumor tende a ser esclerótico. São frequentemente identificadas áreas sólidas focais compostas por camadas de células endoteliais. Raramente são observadas células vacuoladas. As células endoteliais fusiformes monomórficas são também uma caraterística rara e foram descritas no único gânglio linfático metastático descrito.[89] Em alguns casos, existem papilas intravasculares com núcleos colagénicos hialinos semelhantes aos observados no angioendotelioma intralinfático papilar. O hemangioendotelioma retiforme pode ser um dos componentes de um hemangioendotelioma composto.

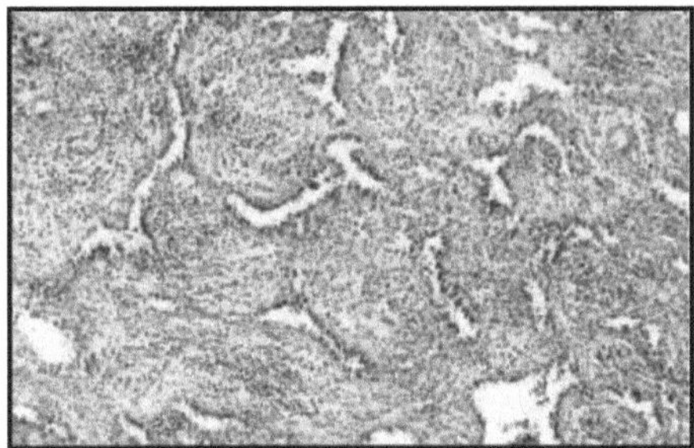

Hemangioendotelioma retiforme com canais arborizados que simulam a rete testis e com um infiltrado linfocítico estromal proeminente.

Imunofenótipo

As células neoplásicas na RH coram para marcadores vasculares, incluindo CD31, CD34 e VWF (fator de von Willebrand). A coloração para CD34 é frequentemente mais forte do que a de outros marcadores vasculares. A maior parte dos linfócitos no infiltrado coram para marcadores de células pan-T, incluindo CD3. Apenas uma minoria dos linfócitos se coram para o marcador de células B CD20. Estes últimos apenas se encontram no estroma que rodeia os canais vasculares. De um modo geral, estas lesões são negativas para o HHV-8.

 Definição

O angioendotelioma papilar intralinfático (PILA) é uma lesão vascular localmente agressiva, raramente metastática, caracterizada por canais semelhantes a linfáticos e proliferação endotelial papilar. Estes tumores parecem estar intimamente relacionados com o hemangioendotelioma retiforme.

Sinónimos

Tumor de Dabska, angioendotelioma papilar endotelial maligno, hemangioendotelioma de hobnail.

Epidemiologia

A PILA é muito rara e tem predileção por bebés e crianças. Cerca de 25% dos casos apresentam-se em adultos. A incidência por sexo é semelhante [90].

Localização

A maioria dos casos envolve os membros e menos casos apresentam-se no tronco.

Caraterísticas clínicas

Os PILAs apresentam-se como uma placa ou nódulo cutâneo assintomático de crescimento lento.

Macroscopia

Os tumores são mal definidos e envolvem geralmente a derme e o tecido subcutâneo. A natureza vascular da lesão não é imediatamente visível e a hemorragia é rara. Em alguns casos, podem ser identificados espaços císticos.

Histopatologia

Se forem utilizados critérios de diagnóstico rigorosos, os tumores podem ser descritos como compostos por espaços vasculares dilatados e de paredes finas, muitas vezes semelhantes a um linfangioma cavernoso. Em casos raros, os canais vasculares são mais pequenos e mais irregulares. A formação de tufos papilares intraluminais proeminentes com núcleos hialinos revestidos por células endoteliais em forma de "hobnail" é um achado caraterístico.[90] As células endoteliais que revestem os espaços têm um citoplasma rosa escasso e um núcleo proeminente com pouca ou nenhuma atipia citológica e uma aparência típica de "hobnail" ou palito de fósforo. Os núcleos hialinos contêm material da membrana basal sintetizado pelas células tumorais. Observa-se um número variável de linfócitos dentro e à volta dos canais vasculares. As figuras mitóticas são raras.

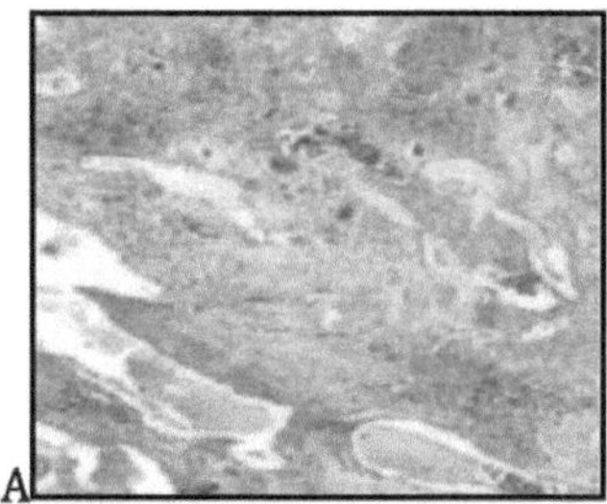

A. Angioendotelioma papilar intralinfático com espaços semelhantes a linfangiomas cavernosos.

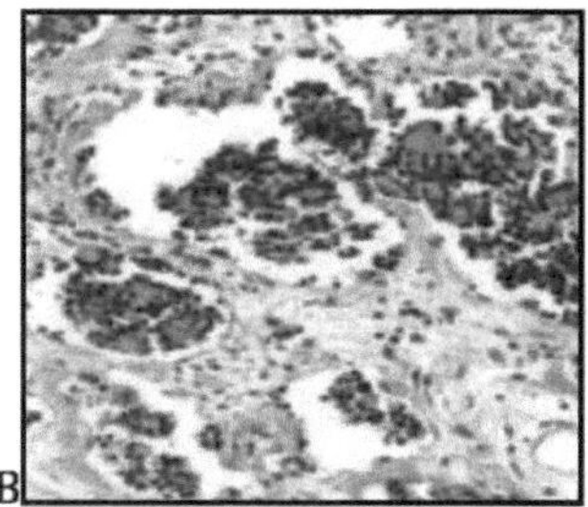

B. Numerosas papilas intravasculares com núcleos de colagénio.

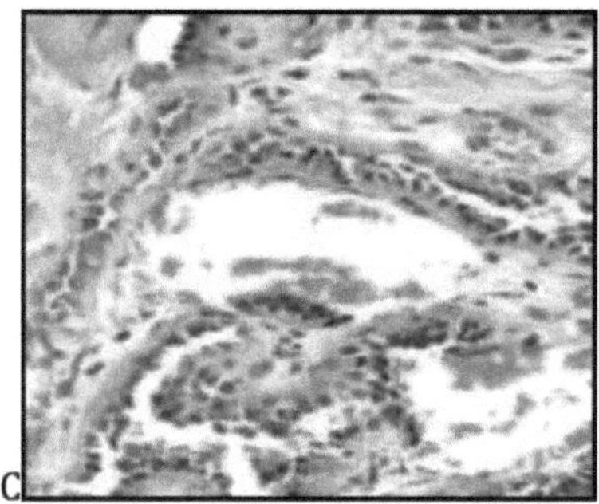

C. Notar o epitélio caraterístico em forma de caracol.

Imunofenótipo

A coloração para marcadores vasculares, incluindo CD31, fator de von Willebrand e CD34, é geralmente positiva. O achado de uma forte expressão do recetor-3 do fator de crescimento endotelial vascular (VEGFR-3) por células tumorais em lesões com células endoteliais em forma de caracol tem sido considerado como sugestivo de diferenciação linfática. No entanto, a especificidade deste marcador como indicador de origem linfática é duvidosa.

HEMANGIOENDOTELIOMA COMPOSTO

Definição

O hemangioendotelioma composto é definido como uma neoplasia localmente agressiva, raramente metastizante, com diferenciação vascular, contendo uma mistura de componentes histologicamente benignos, intermédios e malignos.

Epidemiologia

O hemangioendotelioma composto é uma neoplasia extremamente rara e recentemente descrita, com menos de 10 casos registados na literatura em língua inglesa. Foram previamente descritas lesões histologicamente semelhantes. A distribuição por género é aproximadamente igual e a maioria dos casos ocorre em adultos, embora tenha sido descrito um único caso que se desenvolveu inicialmente na infância[91].

Localização

A maioria dos casos mostrou uma predileção pelas extremidades distais, especialmente as mãos e os pés, com exceção de um único caso que surgiu na língua.

Caraterísticas clínicas:

25% dos doentes com hemangioendotelioma composto têm uma história de linfedema. As lesões são geralmente de longa duração (2-12 anos) e têm um aspeto nodular, azul-avermelhado e variável.

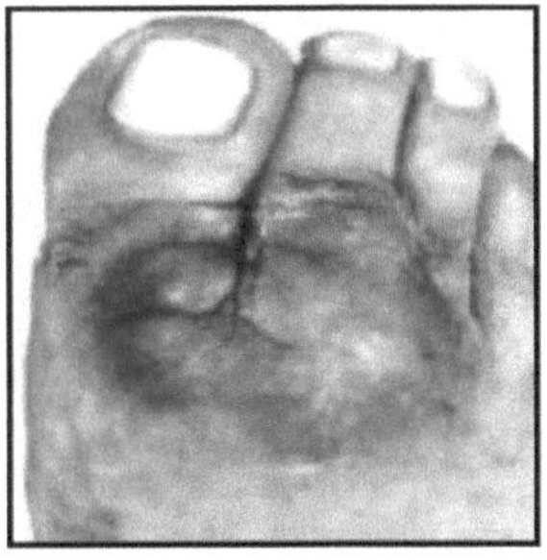

Hemangioendotelioma composto que se apresenta como uma massa multinodular de cor púrpura-azulada .

Macroscopia

O hemangioendotelioma composto apresenta-se como uma massa infiltrativa, uninodular ou multinodular (os nódulos individuais medem 0,7-6 cm), ou como uma área de "inchaço" mal definida. Algumas das lesões estão associadas a uma descoloração da pele de cor púrpura avermelhada, o que sugere o diagnóstico de uma neoplasia vascular.

Histopatologia

O hemangioendotelioma composto é uma lesão infiltrativa mal circunscrita, centrada na derme e no subcutâneo. Possui uma mistura complexa de componentes vasculares histologicamente benignos e malignos que variam muito nas suas proporções relativas. Estas lesões são unificadas por uma mistura semelhante dos diferentes componentes que incluem hemangioendotelioma epitelioide, retiforme

hemangioendotelioma, hemangioma de células fusiformes, áreas do tipo "angiossarcoma" e lesões vasculares benignas (malformação arterio-venosa e linfangioma circumscriptum). Outra caraterística interessante, observada em vários casos, é a presença de um grande número de células endoteliais vacuoladas que conferem um aspeto pseudolipoblástico. As áreas "angiosarcomalike" são caracterizadas por uma aparência angiosarcomatosa de baixo grau, composta por canais vasculares dissecantes complexos com atipia endotelial e relativamente poucas figuras mitóticas. O significado biológico de tais lesões deve ser determinado em estudos de maior dimensão. Excecionalmente, a área "semelhante a um angiossarcoma" num único caso tinha o aspeto de um angiossarcoma de alto grau caracterizado por um padrão de crescimento sólido e numerosas figuras mitóticas. O potencial biológico de lesões como esta última continua por determinar através do estudo de um maior número de casos. As lesões são positivas para marcadores vasculares (CD31, CD34 e fator de von Willebrand).

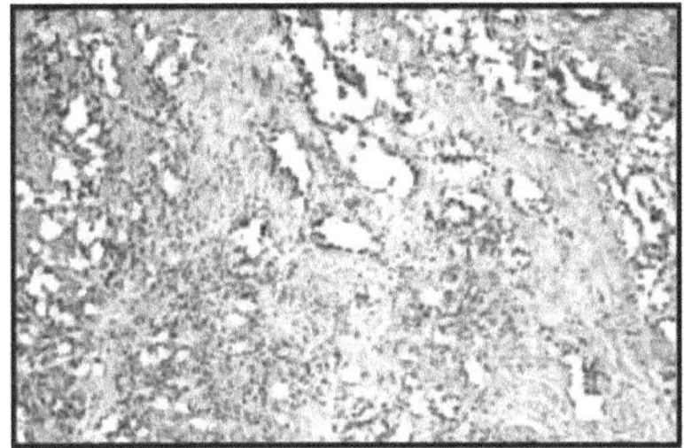

Hemangioendotelioma composto mostrando áreas consistentes com hemangioendotelioma retiforme, bem como áreas mais sólidas consistentes com hemangioendotelioma epitelioide.

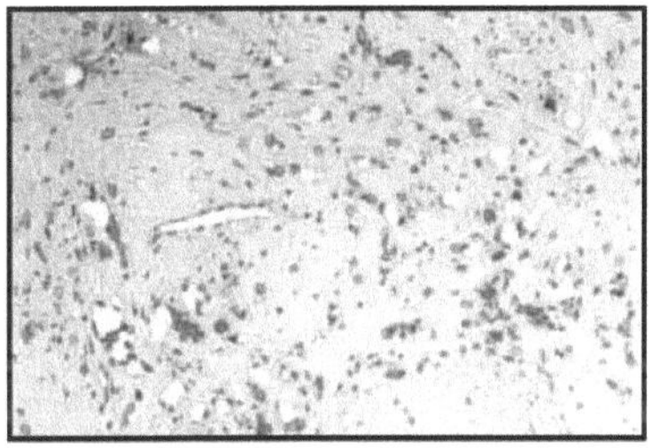

Hemangioendotelioma composto mostrando um aspeto típico do componente hemangioendotelioma epitelioide.

KAPOSI SARCOMA

Definição

O sarcoma de Kaposi (SK) é um tumor endotelial localmente agressivo que se apresenta tipicamente com lesões cutâneas sob a forma de múltiplas manchas, placas ou nódulos, mas que também pode envolver as mucosas, os gânglios linfáticos e os órgãos viscerais. A doença está uniformemente associada à infeção pelo vírus do herpes humano 8 (HHV-8).

Sinónimos

Sarcoma pigmentado múltiplo idiopático da pele, angiossarcoma múltiplo, granuloma múltiplo hemorrágico, doença de Kaposi.

Epidemiologia

São reconhecidas quatro formas clínicas e epidemiológicas diferentes de SK:

1. forma clássica indolente que ocorre predominantemente em homens idosos de ascendência mediterrânica/europeia oriental,

2. doença endémica africana que ocorre em adultos e crianças de meia-idade na África Equatorial que não estão infectados pelo VIH,

3. KS iatrogénico que surge em receptores de transplantes de órgãos sólidos tratados com terapia imunossupressora e também em doentes tratados com agentes imunossupressores, nomeadamente corticosteróides, para várias doenças

4. O SK associado ao síndroma da imunodeficiência adquirida (SK SIDA), a forma mais agressiva da doença, encontra-se em indivíduos infectados pelo VIH-1, sendo particularmente frequente em homens homo e bissexuais.

O risco relativo de contrair SK nestes últimos doentes é >10.000; foi reduzido com o advento da terapia antirretroviral altamente ativa (HAART).

A etiologia

O agente infecioso da SK, há muito procurado, foi identificado em 1994 por Chang et al. e foi designado Herpesvírus associado à SK (KSHV) ou Herpesvírus humano (HHV8). O vírus encontra-se nas células do SK de todas as formas clínico-epidemiológicas da doença e é detectado no sangue periférico antes do desenvolvimento do SK; a própria doença é o resultado da interação complexa do HHV8 com factores imunológicos, genéticos e ambientais[92].

O local mais típico de envolvimento da SK é a pele. Durante o curso da doença ou inicialmente, as membranas mucosas (por exemplo, a mucosa oral), os gânglios linfáticos e os órgãos viscerais podem ser afectados, por vezes sem envolvimento da pele. Foi descrito o envolvimento de uma grande variedade de tecidos e órgãos, embora a SK seja muito raramente, ou nunca, observada nos músculos esqueléticos, no cérebro e nos rins.

Caraterísticas clínicas

O tipo clássico de SK caracteriza-se pelo aparecimento de máculas, placas e nódulos arroxeados, azulados avermelhados ou castanhos escuros que podem ulcerar. São particularmente frequentes nas extremidades distais e podem ser acompanhadas de linfedema.

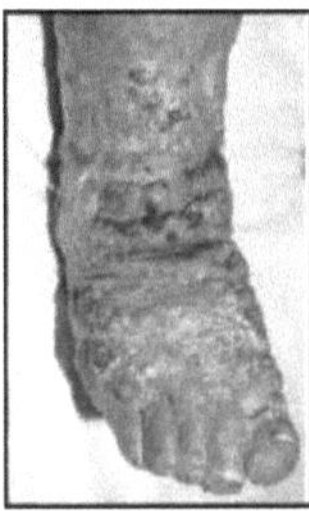

A doença é geralmente indolente, ocorre envolvimento dos gânglios linfáticos e visceral

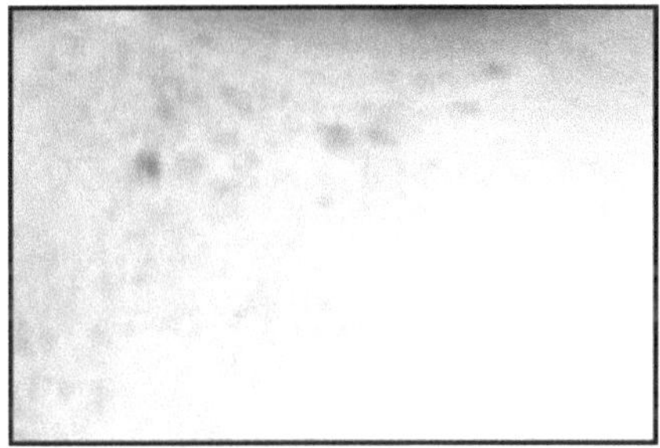

Uma lesão de Patch

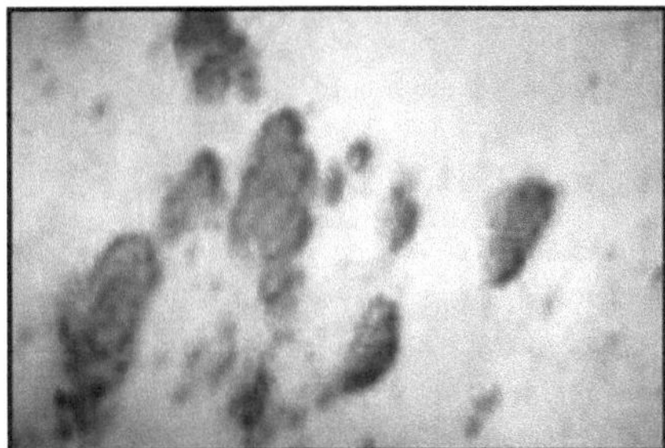

B Lesão em fase de placa.

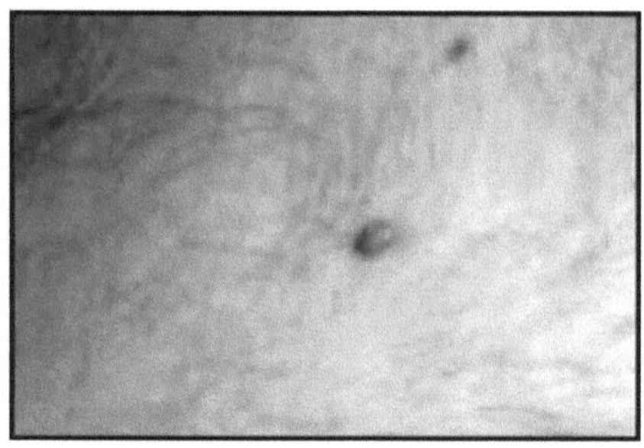

C Lesão em fase nodular.

Também se observam espaços em forma de fenda, infiltração de linfócitos e células plasmáticas e eritrócitos extravasados. Na fase de placa, todas as caraterísticas da fase de retalho são exageradas. Existe uma proliferação angio- mais extensa com espaços vasculares com contornos irregulares. O infiltrado inflamatório é mais denso e os glóbulos vermelhos extravasculares e os siderófagos são numerosos. Encontram-se frequentemente glóbulos hialinos (provavelmente representando glóbulos vermelhos destruídos). A fase nodular é caracterizada por nódulos bem definidos de fascículos de células fusiformes que se intersectam, com atipia ligeira e numerosos espaços em forma de fenda contendo glóbulos vermelhos. Perifericamente, existem vasos sanguíneos ectasiados. Muitas células fusiformes apresentam mitoses. Estão presentes glóbulos hialinos no interior e no exterior das células fusiformes. Alguns doentes, normalmente com SK de tipo nodular endémico, desenvolvem lesões que se assemelham muito a um linfangioma. Nos gânglios linfáticos, o infiltrado pode ser unifocal ou multifocal e o gânglio linfático pode ser totalmente apagado pelo tumor.[93] As lesões iniciais podem ser subtis, mostrando apenas um aumento do número de canais vasculares acompanhado de infiltração de células plasmáticas. Nos órgãos viscerais, as lesões tendem a respeitar a arquitetura dos órgãos envolvidos e espalham-se ao longo das estruturas vasculares, brônquios, áreas portais no fígado, etc., e a partir destes locais envolvem o parênquima circundante.

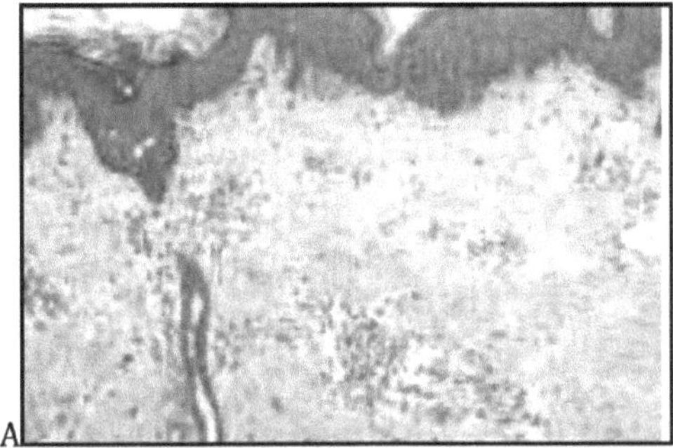

A. Lesão precoce (fase de retalho) no sarcoma de Kaposi cutâneo (SK).

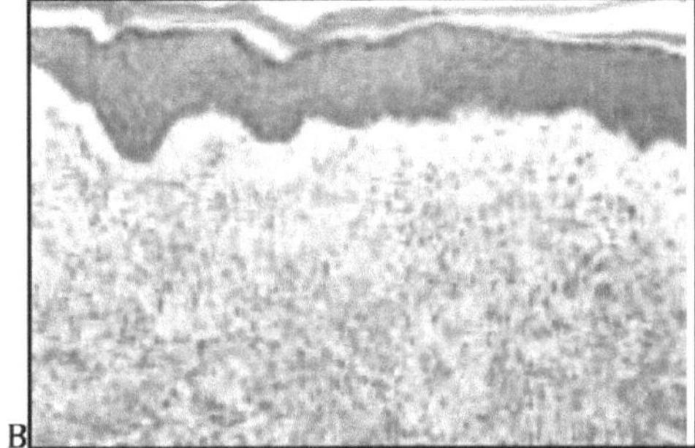

B. Proliferação celular fusiforme e vascular marcada com extravasamento de eritrócitos na fase inicial da placa.

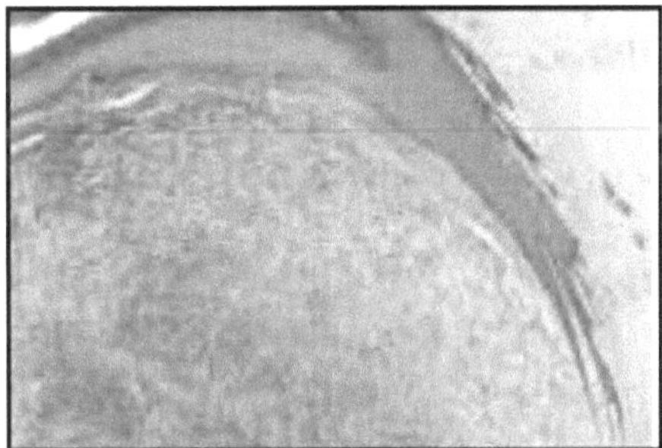

C. KS nodular da pele; um colar de epiderme rodeia um tumor de células fusiformes densamente celular.

Imunohistoquímica

As células de revestimento de estruturas vasculares claramente desenvolvidas são normalmente positivas para marcadores vasculares, enquanto as células fusiformes mostram consistentemente uma reação positiva para CD34 e, frequentemente, para CD31, mas são negativas para o fator VIII. Todos os casos, independentemente do subgrupo epidemiológico, são positivos para o HHV-8. O novo marcador FLI1, um fator de transcrição nuclear, parece ser expresso em quase 100% dos diferentes tumores vasculares, incluindo o SK.[94]

Definição

O hemangioendotelioma epitelioide é um tumor vascular angiocêntrico com potencial metastático, composto por células endoteliais epitelioides dispostas em cordões curtos e ninhos inseridos num estroma mixohialino caraterístico.

Sinónimos

Tumor bronquioloalveolar intravascular, tumor angioglomóide, angioblastomatose mixoide.

Epidemiologia

O hemangioendotelioma epitelioide é um tumor vascular raro, embora a sua incidência exacta nunca tenha sido determinada. A lesão ocorre em quase todos os grupos etários, com exceção dos primeiros anos da infância, e afecta igualmente os sexos.[95]

Localização

O tumor desenvolve-se como um tumor solitário nos tecidos moles superficiais ou profundos das extremidades. Cerca de metade a dois terços têm origem num vaso, normalmente uma pequena veia. Em casos excepcionais, a lesão pode surgir a partir de uma grande veia ou artéria, caso em que se apresenta como uma massa totalmente intraluminal.

Caraterísticas clínicas

O tumor desenvolve-se como um nódulo frequentemente doloroso nos tecidos moles superficiais ou profundos. Devido à sua origem num vaso, podem estar associados sintomas de edema ou tromboflebite.

Macroscopia

Na sua forma clássica, o hemangioendotelioma epitelioide surge como uma massa intravascular fusiforme que pode assemelhar-se a um trombo em organização, exceto pelo facto de parecer emaranhado e infiltrativo das estruturas circundantes.

Histopatologia

Em tumores pequenos ou precoces, a lesão expande o vaso de origem, preservando a sua arquitetura à medida que se estende centrifugamente para o tecido mole. O lúmen é preenchido por detritos necróticos e colagénio denso. Os tumores são compostos por filamentos curtos, cordões ou ninhos sólidos de células endoteliais eosinofílicas arredondadas a ligeiramente fusiformes que têm sido referidas como "epitelióides" ou "histiocitóides". Estas células exibem diferenciação endotelial principalmente a nível celular, como evidenciado por lumina intracitoplasmática (vacúolos) contendo eritrócitos que distorcem ou empolam os seus contornos. Raramente produzem canais vasculares multicelulares, como se pode observar nos hemangiomas epitelioides. As células têm um aspeto bastante insípido, com pouca ou nenhuma atividade mitótica. As células endoteliais epitelioides neoplásicas estão embebidas numa matriz distinta, rica em ácidos sulfatados, que varia de uma cor azul clara (tipo condroide) a uma cor rosa profunda (hialina). O osso metaplásico está ocasionalmente presente em lesões profundas de grandes dimensões e alguns casos contêm células gigantes osteoclásticas proeminentes. Aproximadamente um terço dos hemangioendoteliomas epitelioides apresenta caraterísticas histológicas atípicas que conferem um curso mais agressivo. Estas incluem atipia nuclear acentuada, atividade mitótica (>1/10 HPF), espigamento das células e necrose. Estas caraterísticas justificam a designação de "hemangioendotelioma epitelioide maligno". Alguns casos representam um continuum morfológico com o angiossarcoma epitelioide. A origem de um vaso é evidente em cerca de 30% dos casos.

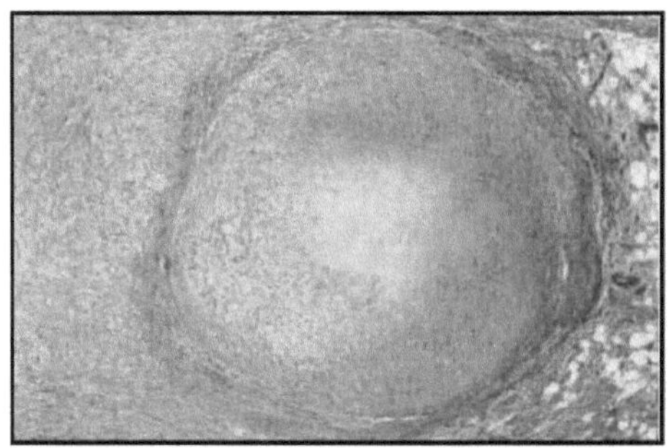

Hemangioendotelioma epitelioide envolvendo o lúmen de uma pequena veia e estendendo-se para o tecido adjacente.

Imunohistoquímica

É possível identificar uma variedade de antigénios vasculares no hemangioendotelioma epitelioide, mas o CD31, o CD34 e o FLI1 são marcadores mais sensíveis e mais fiáveis do que o fator de von Willebrand. A expressão focal de citoqueratina é registada em cerca de 25-30% dos casos. Na microscopia eletrónica, as células neoplásicas estão situadas numa lâmina basal distinta, possuem vesículas pinocitóticas orientadas para a superfície e, ocasionalmente, corpos de Weibel-Palade. Diferem do endotélio normal pela abundância de filamentos intermédios (vimentina).

ANGIOSSARCOMA DE TECIDOS MOLES

Definição

O angiossarcoma é um tumor maligno cujas células recapitulam de forma variável as caraterísticas morfológicas e funcionais do endotélio normal.

Sinónimos

Linfangiossarcoma, hemangiossarcoma, hemangioblastoma, hemangioendotelioma maligno, angioendotelioma maligno.

Incidência

Os angiossarcomas são sarcomas raros, a maioria dos quais se desenvolve como tumores cutâneos por vezes associados a linfedema. Menos de um quarto apresenta-se como uma massa profunda dos tecidos moles.

Epidemiologia

Ao contrário dos angiossarcomas cutâneos, os angiossarcomas dos tecidos moles distribuem-se de forma mais uniforme ao longo das décadas, com um pico de incidência na 7ª década. No entanto, os angiossarcomas que ocorrem na infância são muito raros.

Localização

A maioria das lesões ocorre nos músculos profundos das extremidades inferiores (cerca de 40%), seguindo-se o braço, o tronco e a cabeça e pescoço. Uma percentagem significativa surge na cavidade abdominal. Raramente as lesões são multifocais.

Caraterísticas clínicas

Os angiossarcomas de tecidos moles desenvolvem-se como massas de grandes dimensões que, num terço dos doentes, estão também associadas a outros sintomas, como coagulopatia, anemia, hematoma persistente ou hematoma. Em doentes muito jovens, pode observar-se insuficiência cardíaca de alto débito devido a derivação arteriovenosa ou mesmo hemorragia maciça. Cerca de um terço dos doentes desenvolve estes tumores em associação com determinadas condições pré-existentes, o que sugere vários mecanismos patogénicos no desenvolvimento desta forma de angiossarcoma. Por exemplo, foram descritos angiossarcomas de tecidos moles em tumores benignos ou malignos da bainha dos nervos associados à neurofibromatose (NF1), adjacentes a enxertos vasculares sintéticos ou a outros materiais estranhos, em hemangiomas benignos raros, em doentes com síndromes de Klippel-Trenaunay e Maffucci e após radiação para vários tipos de neoplasias malignas.

Macroscopia / Histopatologia

Estas lesões são massas hemorrágicas multinodulares que variam em tamanho de alguns centímetros a vários centímetros de diâmetro. O seu aspeto varia desde neoplasias fusiformes a neoplasias epitelioides. Assim, num extremo, um angiossarcoma pode assemelhar-se a um fibrossarcoma ou a um sarcoma de Kaposi ou, no outro extremo, a um carcinoma indiferenciado.

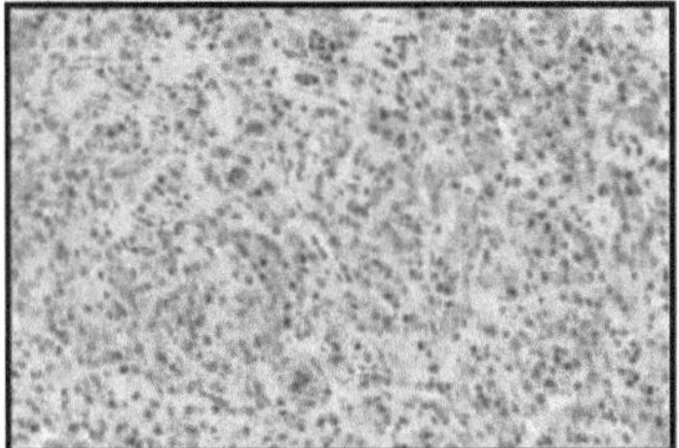

Os angiossarcomas com uma destas aparências extremas podem ser muito difíceis de diagnosticar à microscopia ótica sem o benefício de estudos auxiliares. Geralmente, os angiossarcomas dos tecidos moles apresentam áreas epitelioides e fusiformes, com ênfase nas primeiras. As áreas epitelióides são constituídas por células grandes e arredondadas de grau nuclear relativamente elevado, dispostas em placas, pequenos ninhos, cordões ou canais vasculares rudimentares. O diagnóstico de angiossarcoma é suspeitado à microscopia ótica através da identificação de células que formam canais vasculares rudimentares. Ao contrário dos canais vasculares normais, estes canais neoplásicos têm uma forma irregular, intercomunicam livremente entre si de forma sinusoidal e infiltram os tecidos circundantes de forma destrutiva. Em algumas áreas, os vasos podem ser revestidos por uma única camada atenuada de endotélio neoplásico, semelhante a um hemangioma, enquanto noutras áreas os canais vasculares são revestidos por um excesso de endotélio neoplásico, formando botões intraluminais, projecções ou papilas. A hemorragia extensa é uma caraterística da maioria dos tumores e, em casos extremos, um angiossarcoma hemorrágico dos tecidos moles pode mascarar-se como um hematoma crónico. A maioria dos angiossarcomas dos tecidos moles são tumores de alto grau, caracterizados por células de alto grau nuclear que exibem
atividade mitótica. Em casos ocasionais, contudo, podem ser observadas áreas com morfologia de baixo grau, por vezes epitelioide. Estas áreas podem ser observadas, mas o diagnóstico geral deve refletir normalmente o diagnóstico de um angiossarcoma de alto grau.

ANGIOSSARCOMA EPITELIOIDE

O angiossarcoma epitelioide é uma variante do angiossarcoma composta predominantemente ou exclusivamente por grandes células endoteliais "epitelióides" arredondadas com citoplasma anfófilo ou eosinofílico abundante e grandes núcleos vesiculares. Arquitetonicamente, as células estão dispostas nos padrões descritos acima. Embora estas lesões possam ocorrer como tumores cutâneos, a maioria segrega-se em tecidos moles profundos. Muitos casos expressam citoqueratinas juntamente com marcadores endoteliais. O seu principal significado é o mimetismo com o carcinoma.

Imunohistoquímica

A imunohistoquímica é um procedimento adjuvante importante no diagnóstico do angiossarcoma, particularmente para formas pouco diferenciadas em que a formação de canais vasculares é difícil de identificar. Os angiossarcomas expressam, em maior ou menor grau, os antigénios vasculares habituais, incluindo o fator de von Willebrand, CD31 e CD34. Embora o fator de von Willebrand seja o mais específico dos marcadores vasculares, é também o menos sensível, estando frequentemente presente em apenas uma minoria dos angiossarcomas como uma fraca coloração focal. O CD31, por outro lado, combina uma especificidade relativa com uma sensibilidade excelente e é positivo em cerca de 90% dos angiossarcomas de todos os tipos. A citoqueratina está presente em cerca de um terço dos angiossarcomas de tecidos moles, particularmente nas formas epitelióides, o que reflecte o facto de a citoqueratina não poder ser utilizada como um discriminante absoluto entre angiossarcoma e carcinoma. A actina identifica igualmente os pericitos que investem parcialmente os canais vasculares nos angiossarcomas. De um modo geral, os angiossarcomas são consistentemente negativos para o HHV-8.

TUMORES CONDRO-ÓSSEOS

Na classificação atual, apenas o condroma de tecidos moles e o osteossarcoma extra-esquelético são mantidos nesta rubrica. A miosite ossificante e o pseudotumor fibro-ósseo são agora considerados como variantes da fasciite nodular e a fibrodisplasia ossificante progressiva parece ser um processo não neoplásico.

CONDROMA DE TECIDOS MOLES

Definição

Os condromas de tecidos moles são tumores benignos de tecidos moles que ocorrem em locais extra-ósseos e extra-sinoviais, predominantemente compostos por cartilagem hialina de tipo adulto, desprovidos de outros elementos diferenciados, exceto estroma ósseo, fibroso e/ou mixoide.

Sinónimos (Variantes)

Condroma extra-esquelético (fibrocondroma, mixocondroma, osteocondroma), condroma de partes moles.

Epidemiologia

A maioria dos doentes é de meia-idade, com um intervalo de idades relatado desde a infância até aos 79 anos. Existe uma ligeira predominância do sexo masculino[97].

Localização

A maioria dos tumores (~64%) ocorre na região dos dedos. Os restantes casos ocorrem nas mãos, dedos e pés, sendo a origem no tronco, cabeça e pescoço extremamente incomum.[98] Foram descritos exemplos raros na pele, no trato aero-digestivo superior, na dura-máter e, excecionalmente, na trompa de Falópio.

Caraterísticas clínicas

A maioria dos tumores são solitários e apresentam-se como nódulos indolores que surgem na proximidade de tendões e articulações. Por definição, não estão ligados à sinóvia intra-articular ou ao periósteo.

Macroscopia

Em termos gerais, os condromas de tecidos moles são neoplasias lobuladas e bem circunscritas. Apresentam uma superfície de corte cartilaginosa, embora possam ser observadas áreas mixóides e alterações císticas. Raramente excedem 20 a 30 mm de diâmetro máximo.

Histopatologia

Microscopicamente, os condromas típicos são compostos por lóbulos de cartilagem hialina adulta e madura. As células condrocíticas são identificadas em lacunas, crescendo frequentemente em grupos. Quando estas células são numerosas, esta variante pode ser rotulada de condroma condroblástico.

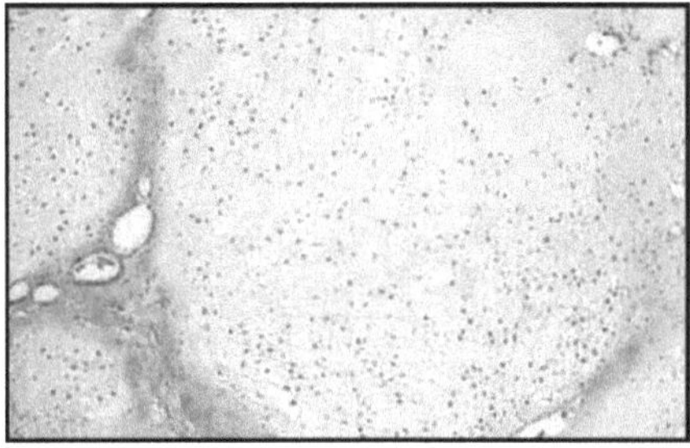

Condroma de tecidos moles, constituído por lóbulos de cartilagem hialina madura.

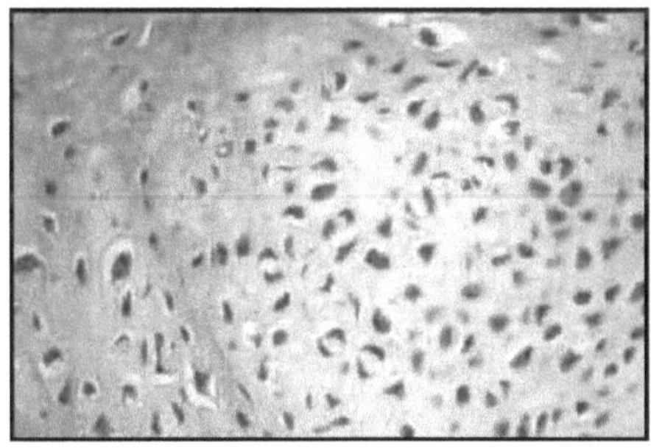

Condroma de tecidos moles, poços de cartilagem maduros que apresentam uma ligeira variação

tamanho e forma

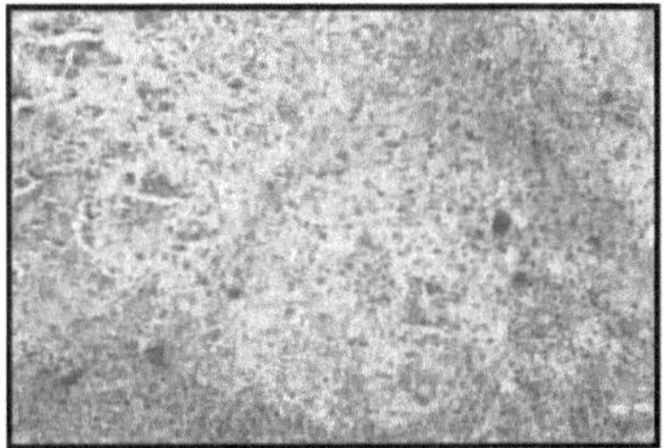

Variante calcificada, com depósitos de cálcio à volta das células da cartilagem.

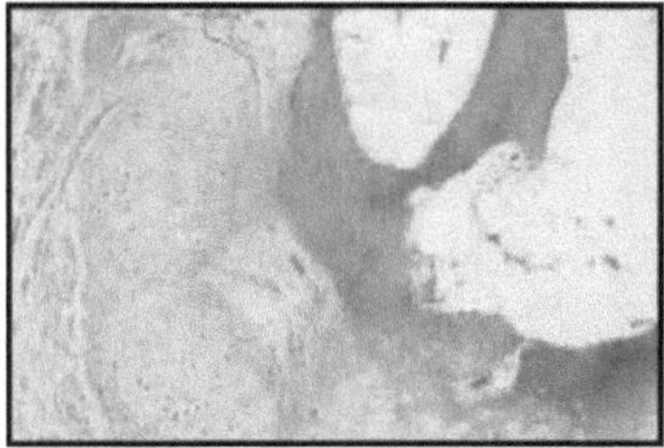

Condroma de tecidos moles com ossificação intralesional

A fibrose proeminente justifica a designação de fibrocondroma, ao passo que os tumores com ossificação proeminente ou alteração mixoide podem ser classificados como osteocondromas ou mixocondromas, respetivamente. Um terço dos casos pode apresentar calcificação extensa, que pode mascarar o aspeto cartilaginoso do tumor, particularmente no centro dos lóbulos tumorais. Nestes casos, as áreas condroblásticas típicas são normalmente discerníveis na periferia dos lóbulos. Os tumores raros podem ter uma matriz mixoide abundante com células imaturas rechonchudas que se assemelham a um condrossarcoma mixoide; no entanto, as áreas condroblásticas típicas são discerníveis na periferia dos lóbulos do tumor. Até 15 por cento dos casos podem apresentar uma reação adjacente semelhante a um granuloma com células epitelióides e células gigantes multinucleadas situadas na periferia, rodeando cada lóbulo.

As células individuais são normalmente pequenas e normocrómicas. Algumas células tumorais podem ser variáveis em tamanho e forma, com hipercromasia nuclear proeminente e nucleomegalia. Podem ser observadas mitoses esparsas, mas nunca são observadas figuras mitóticas anormais.

Imunofenótipo

Tal como as células cartilagíneas normais, as células dos condromas de tecidos moles são positivas para a proteína S100.

OSTEOSSARCOMA EXTRA-ESQUELÉTICO

Definição

O osteossarcoma extra-esquelético (EO) é um tumor mesenquimal maligno dos tecidos moles composto por células neoplásicas que recapitulam o fenótipo dos osteoblastos e sintetizam osso. Alguns EO contêm também elementos celulares que se diferenciam ao longo de linhas celulares condroblásticas e fibroblásticas. Assim, todos os EOs contêm osso neoplásico, mas também podem ter componentes cartilaginosos e fibroblásticos. Por definição, não são evidentes outras linhas de diferenciação.

Sinónimo

Osteossarcoma de tecidos moles.

Epidemiologia

O osteossarcoma extra-esquelético é uma neoplasia rara que representa 1 a 2% de todos os sarcomas de tecidos moles e aproximadamente 2 a 4% de todos os osteossarcomas. Surge tipicamente durante a idade adulta média e tardia, estando a maioria dos doentes na 5ª-7ª décadas de vida aquando do diagnóstico. Os homens são mais frequentemente afectados do que as mulheres, numa proporção de 1,9:1.[100]

Locais de envolvimento

A maioria dos OE surge nos tecidos moles profundos e menos de 10% são superficiais, com origem na derme ou no subcutâneo. A localização mais comum é a coxa (aproximadamente 50% dos casos); outros locais frequentes incluem a nádega, a cintura escapular, o tronco e o retroperitoneu.

Caraterísticas clínicas

A maioria dos doentes apresenta uma massa que aumenta progressivamente de tamanho e que pode estar associada a dor.

A etiologia

A maioria das EO desenvolve-se de novo, mas até 10% estão associadas a radiações anteriores ou a traumatismos bem documentados. O EO induzido por radiação desenvolve-se normalmente pelo menos 4 anos após a radiação para outra doença maligna.[100]

Macroscopia

Os osteossarcomas extra-esqueléticos variam em tamanho de 1 a 50 cm (média de 8 a 10 cm) e são massas granulosas circunscritas, branco-amareladas, hemorrágicas e focalmente necróticas. O osso tumoral é frequentemente mais proeminente no centro da lesão. Num pequeno número de casos (menos de 10%), apresentam uma alteração quística hemorrágica extensa.

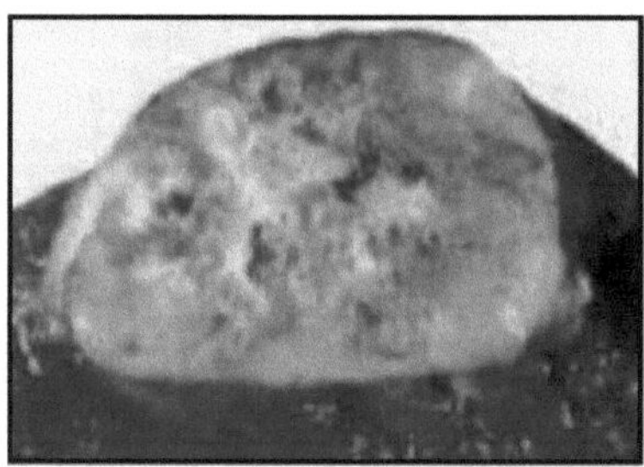

EO composto por um centro branco e arenoso com tecido mole e bronzeado em redor

Histopatologia

Todos os principais subtipos de osteossarcoma que surgem no osso podem ser observados no EO. O mais comum é a variante osteoblástica, seguida pelos tipos fibroblástico, condroide, telangiectásico, de pequenas células e bem diferenciado.[100]

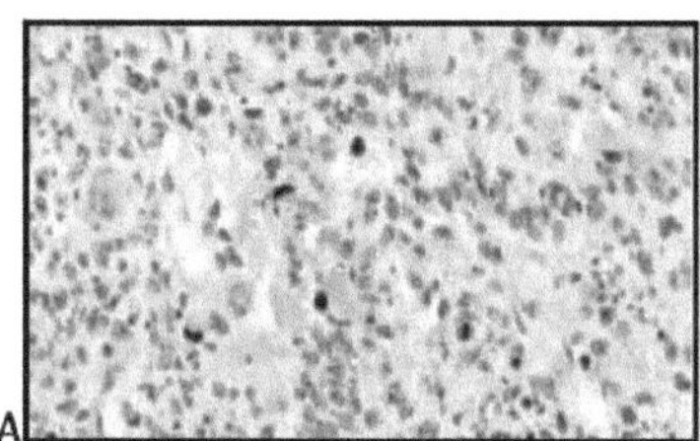

Variante osteoblástica constituída por células citologicamente malignas associadas

associadas a um tumor ósseo do tipo "lace".

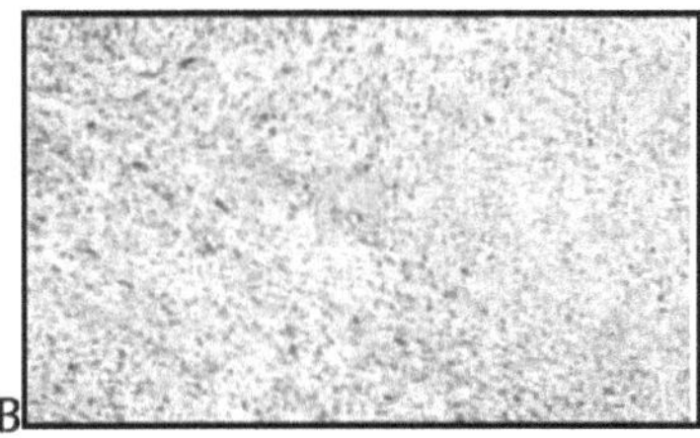

B
Variante fibroblástica.

Fascículos de células fusiformes malignas rodeiam uma pequena quantidade de osso neoplásico

óssea

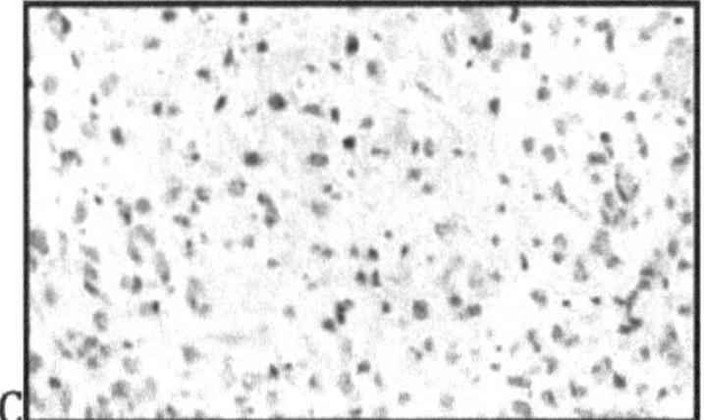

C
Variante condroblástica.

Cartilagem hialina maligna celular que se funde perifericamente com o osso tumoral.

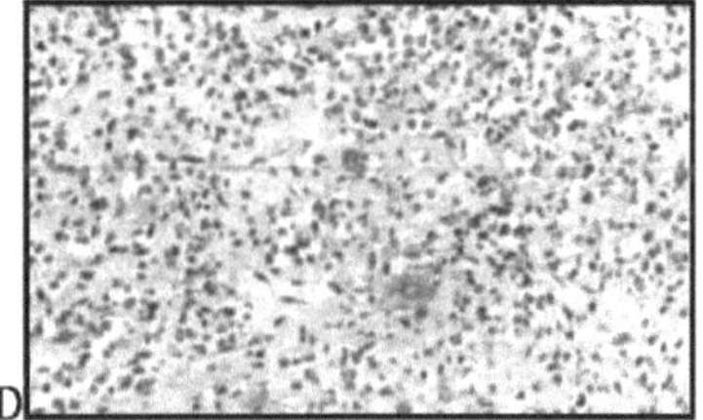

D
Variante de pequenas células composta por placas de pequenas células redondas malignas

tumor ósseo rendilhado associado e pequenas ilhas de cartilagem neoplásica.

As células tumorais são células fusiformes ou poliédricas que são citologicamente atípicas, são mitoticamente activas e demonstram frequentemente figuras mitóticas atípicas. Comum a todas as variantes é a presença de osso neoplásico, intimamente associado às células tumorais, que pode ser depositado num padrão rendilhado, trabecular ou em forma de folha. O osso é normalmente mais proeminente no centro do tumor, com as áreas mais densamente celulares localizadas na periferia, um padrão que é o inverso da miosite ossificante. Na variante osteoblástica, as células tumorais assemelham-se a osteoblastos malignos e a matriz óssea é abundante. As células fusiformes dispostas em espinha de peixe ou em padrão estoriforme caracterizam o subtipo fibroblástico e a cartilagem maligna predomina na variante condroide. Os EOs telangiectásicos contêm numerosos espaços grandes cheios de sangue revestidos por células malignas. A variante de células pequenas é caracterizada por pequenas camadas de células redondas que imitam o sarcoma de Ewing ou o linfoma. O subtipo extremamente raro e bem diferenciado contém osso abundante depositado em trabéculas bem formadas, rodeado por um componente de células fusiformes minimamente atípico, semelhante ao osteossarcoma parosteal.

Imunofenótipo

Vários estudos indicam que o imunofenótipo do EO é semelhante ao do osteossarcoma que surge no osso. Os EO são uniformemente positivos para a vimentina, 68% expressam actina do músculo liso, 25% desmina, 20% proteína S100 (incluindo células em áreas não cartilaginosas), 52% EMA, 8% queratina e 0% PLAP. A osteocalcina é teoricamente o antigénio mais específico para Eos e é expressa nas células malignas e na matriz em 82% e 75% dos casos, respetivamente. O CD99 é expresso em todos os tipos de osteossarcoma.[101]

TUMORES DE DIFERENCIAÇÃO INCERTA

As principais alterações e avanços na categoria desde a classificação da OMS de 1994 são o acréscimo de várias entidades recentemente reconhecidas, incluindo o tumor angiectásico hialinizante pleomórfico, o tumor misto *I* mioepitelioma dos tecidos moles e o PEComa, bem como a inclusão do histiocitoma fibroso angiomatóide e do condrossarcoma mixoide extra-esquelético nesta categoria. medida que a ocorrência de diferenciação divergente numa variedade de outros tipos de sarcoma se tornou mais bem definida, a categoria de mesenquimoma maligno parece estar a desaparecer gradualmente.

MIXOMA INTRAMUSCULAR

Definição

O mixoma intramuscular é um tumor benigno dos tecidos moles, caracterizado por células fusiformes, embutidas num estroma hipovascular e abundantemente mixoide. Os mixomas intramusculares podem ter áreas de hipercelularidade e vascularização aumentada ("mixoma celular"). A síndrome de Mazabraud é a combinação de mixoma(s) intramuscular(es) e displasia fibrosa esquelética.

Epidemiologia

O mixoma intramuscular tem uma predileção pelo sexo feminino e a maioria dos doentes tem entre 40 e 70 anos de idade na altura do diagnóstico.

Localização

Os locais mais frequentemente afectados são os grandes músculos da coxa, do ombro, das nádegas e do braço.

Caraterísticas clínicas

Os doentes queixam-se normalmente de uma massa de tecido mole indolor. Os estudos angiográficos revelam um tumor pouco vascularizado.

Macroscopia

Em termos grosseiros, os tumores têm uma superfície de corte gelatinosa e lobulada. Embora os mixomas intramusculares possam parecer bem circunscritos, uma inspeção mais atenta revela frequentemente limites mal definidos, com o tumor a fundir-se com o músculo esquelético circundante. Podem estar presentes espaços quísticos cheios de líquido

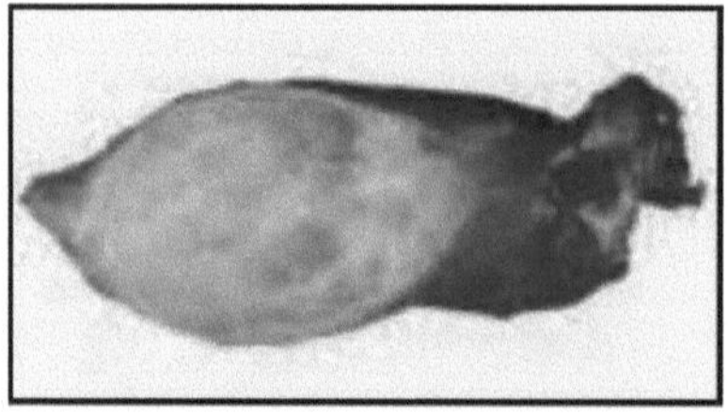

Mixoma intramuscular mostrando uma massa gelatinosa com septos internos. O tumor parece bem circunscrito, mas uma inspeção mais atenta mostra alguma infiltração do músculo esquelético circundante.

Histopatologia

O mixoma intramuscular clássico é composto por células fusiformes e estreladas, uniformes e citologicamente brandas, com citoplasma eosinofílico afilado e núcleos pequenos[102].

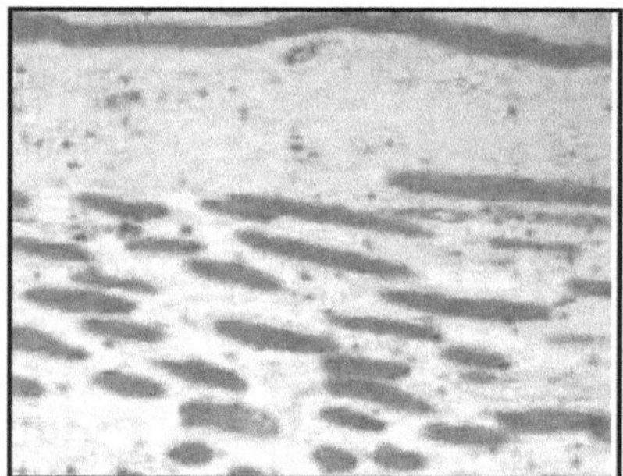

A Mixoma intramuscular.

Na periferia, o tumor infiltra-se no músculo esquelético circundante.

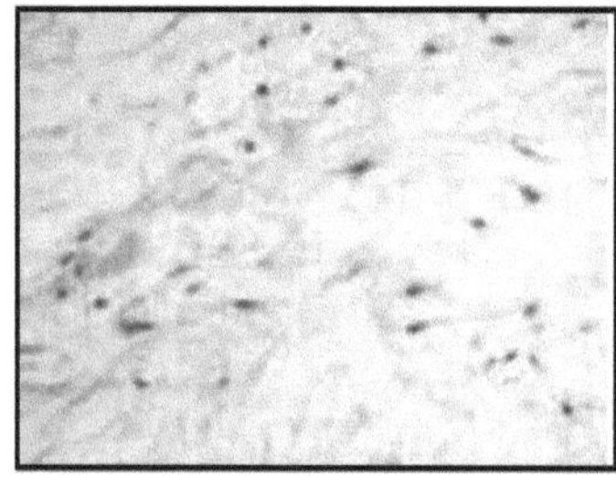

B Mixoma intramuscular.

Tipicamente, as células fusiformes são separadas por uma abundante matriz mixoide extracelular.

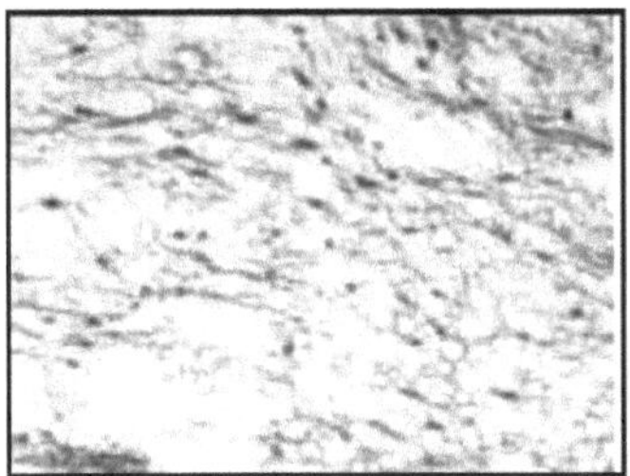

C Mixoma intramuscular.

A matriz extracelular no mixoma intramuscular pode apresentar aparência espumosa, imitando lipoblastos.

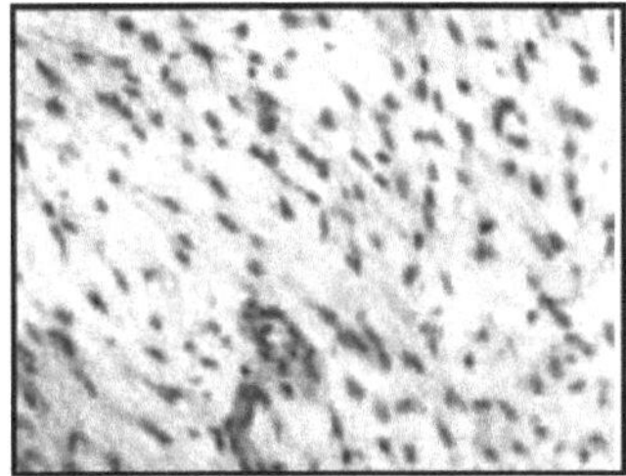

D Mixoma celular.

As células no interior da área celular são indistintas e não demonstram atipia citológica, mitoses ou pleomorfismo

As células estão separadas por um estroma extracelular mixoide abundante que contém vasos sanguíneos capilares muito esparsos. O estroma pode estar vacuolado e apresentar alterações císticas. Nalgumas áreas, o tumor pode ser envolvido por uma cápsula fibrosa. As secções da interface entre o tumor e o músculo esquelético circundante mostram frequentemente infiltração entre as fibras musculares ou em redor de células musculares esqueléticas individuais, que podem estar atróficas. Áreas de aumento da celularidade estão presentes em muitos mixomas intramusculares e podem ocupar 10 a 90% dos tumores. Estas áreas são caracterizadas por um número aumentado de células, fibras de colagénio e vasos sanguíneos mais numerosos e, se este padrão predominar, pode ser utilizado o termo "mixoma celular". Mitoses, pleomorfismo, hipercromasia ou necrose não estão presentes mesmo nas áreas mais celulares. Os vasos nestas regiões hipercelulares são capilares, mas ocasionalmente também estão presentes vasos de paredes espessas com músculo liso nas suas paredes.

Imunofenótipo

Imunohistoquimicamente, as células coram para a vimentina e apresentam uma coloração variável para CD34, desmina e actina. Não existe coloração para a proteína S100.

MIXOMA JUSTA-ARTICULAR

Definição

O mixoma justa-articular é um tumor benigno e raro dos tecidos moles que surge normalmente na proximidade de uma grande articulação, tem caraterísticas histológicas semelhantes a um mixoma celular e está frequentemente associado a alterações císticas semelhantes a gânglios.

Sinónimos

Algumas lesões descritas na literatura como cisto parameniscal, mixoma periarticular, tumor mixomatoso cístico ao redor do joelho, cisto meniscal e lesão mixoide associada a cistos ganglionares provavelmente representam exemplos de mixoma justa-articular.

Epidemiologia

Na maior série, a idade dos doentes variava entre os 16 e os 83 anos (mediana de 43 anos); também foi descrito um tumor que surgiu numa rapariga de 9 anos de idade[102].

Localização

A maioria das lesões (88%) ocorre na proximidade da articulação do joelho. Outras localizações incluem a região do cotovelo, a região do ombro, o tornozelo e a anca.

Caraterísticas clínicas

Os doentes apresentam um inchaço ou uma massa que pode ser dolorosa ou sensível. A duração dos sintomas varia de semanas a anos.

Macroscopia

O tumor é mixoide, viscoso e gelatinoso, frequentemente com áreas císticas. O tamanho dos tumores varia entre 0,6 e 12 cm (média de 3,8 cm; mediana de 3,5 cm). **Histopatologia**

Histologicamente, é uma reminiscência da forma celular do mixoma intramuscular e é composto por células fusiformes de aspeto brando inseridas num estroma mixoide hipovascular. Embora estejam frequentemente presentes áreas de aumento da celularidade, as figuras mitóticas estão ausentes ou são muito raras. Os espaços quísticos, semelhantes a gânglios, são observados em 89% dos casos. Estes espaços císticos são revestidos por uma camada de fibrina delicada ou por uma camada mais espessa de colagénio. A periferia do tumor é mal definida e infiltra-se nos tecidos adjacentes. Podem ser observadas áreas de hemorragia, deposição de hemossiderina, inflamação crónica, fibrina em organização e reação fibroblástica , especialmente em tumores recorrentes.

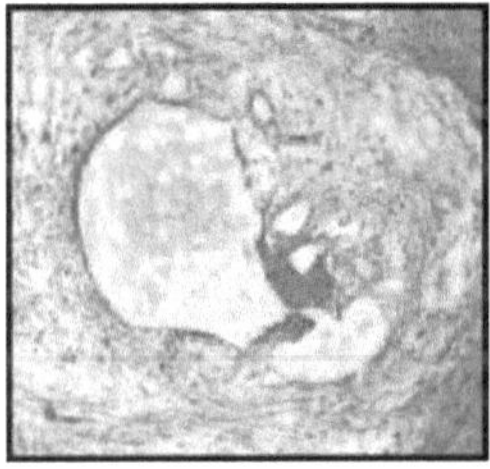

Uma área cística preenchida com material mixoide é rodeada por mais proliferação celular. O espaço cístico, semelhante a um gânglio, é revestido por uma camada eosinofílica de fibrina.

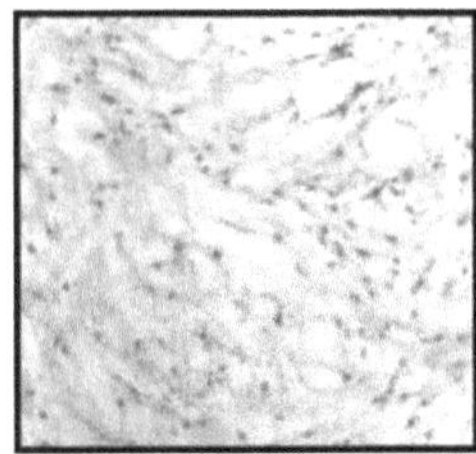

Há presença de células fusiformes.

Imunofenótipo

O mesmo que mixoma intramuscular.

ANGIOMIXOMA "AGRESSIVO" PROFUNDO

Definição

Neoplasia dos tecidos moles com predileção pelas regiões pélvica e perineal e tendência para recorrência local. É composto por pequenas células estreladas e fusiformes num estroma mixoedematoso com estruturas regionais aprisionadas.

Epidemiologia

O angiomixoma "agressivo" profundo tem uma forte predileção por mulheres adultas da terceira à sexta décadas de vida, com um pico de incidência em

na quarta década. As mulheres idosas ou pós-menopáusicas raramente são afectadas, e o diagnóstico deve ser visto com suspeita em raparigas pré-púberes. Um suposto exemplo foi relatado numa mulher de 11 anos de idade, mas as ilustrações são mais consistentes com um angiomixoma superficial. O tumor também foi descrito raramente em indivíduos do sexo masculino, com uma idade média de apresentação na sexta década.[103]

Localização

Regiões pélvico-perineal, inguinoscrotal e retroperitoneal.

Caraterísticas clínicas

A maioria das doentes com angiomixoma profundo "agressivo" apresenta uma massa de crescimento lento na região pélvico-perineal, assintomática ou associada a dor regional, dispareunia ou sensação de pressão. O verdadeiro tamanho do tumor é muitas vezes significativamente subestimado pelo exame físico, sendo as impressões clínicas mais comuns um quisto da glândula de Bartholin, um quisto vaginal, uma hérnia ou um lipoma. Uma vez que a maior parte do tumor está frequentemente escondida nos tecidos moles profundos e o processo geralmente não causa obstrução rectal, uretral, vaginal ou vascular, a maioria dos exemplos é bastante grande na altura da ressecção.

Macroscopia

O exame macroscópico revela geralmente uma massa grande, frequentemente superior a 10 cm e por vezes superior a 20 cm. Os tumores pequenos, com menos de 5 cm, são menos frequentes. As lesões têm frequentemente um contorno lobular com aderência à gordura, ao músculo e a outras estruturas regionais. A consistência pode ser macia, firme ou borrachosa e a superfície de corte é geralmente brilhante, mixoedematosa, cor-de-rosa ou castanho-avermelhada. Ocasionalmente, observam-se alterações císticas.

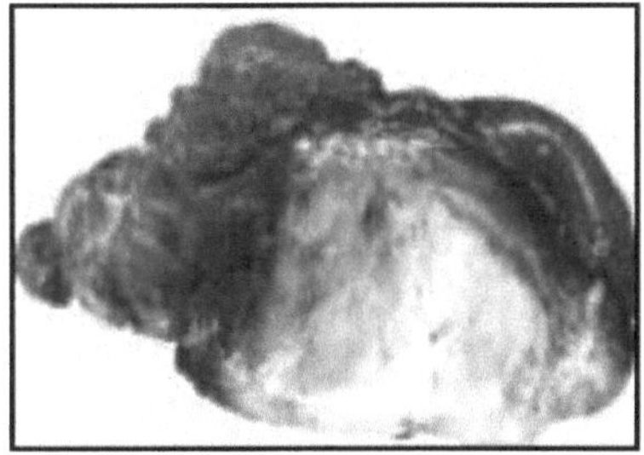

Angiomixoma "agressivo" profundo com superfície esbranquiçada mostrando bandas fibrosas numa matriz mixoide.

Histopatologia

Os tumores têm uma celularidade baixa a moderada e são compostos por células relativamente uniformes, pequenas, estreladas e fusiformes, inseridas numa matriz mixoedematosa, frouxamente colagénica, com vasos dispersos de calibre variável e estruturas regionais aprisionadas. As células tumorais têm um citoplasma escasso, pálido e eosinofílico, com bordos mal definidos e núcleos relativamente insípidos com um padrão de cromatina aberta e um único e pequeno nucléolo localizado centralmente. Raramente podem ser observadas células multinucleadas. As figuras mitóticas são pouco frequentes. Um achado caraterístico que se observa na maioria dos casos é a presença de ilhas pouco organizadas de células mióides (miofibroblásticas ou verdadeiro músculo liso) bem desenvolvidas em redor dos segmentos nervosos e vasos maiores. Embora o nome do tumor implique uma matriz mixoide abundante, estas neoplasias são normalmente apenas fracamente positivas para substâncias mucosas, um achado que sugere que o fluido de edema é o principal componente do estroma não colagénico.

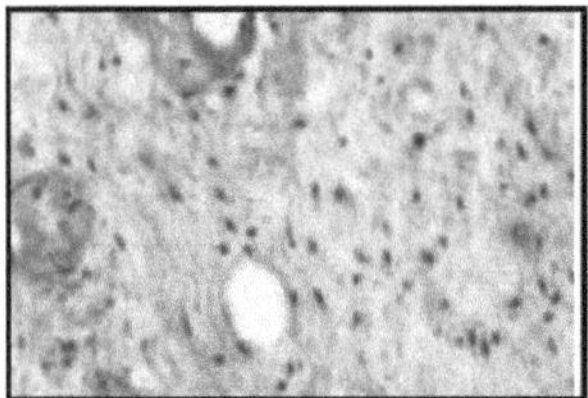

Angiomixoma "agressivo" profundo com pequenas células tumorais sem atipia nuclear, dispersas num fundo fibromixóide.

Imunofenótipo

As células tumorais do angiomixoma "agressivo" profundo apresentam geralmente imunorreactividade difusa para a vimentina, imunorreactividade moderada a difusa (nuclear) para a proteína recetora de estrogénios e progesterona e níveis variáveis de imunorreactividade para actinas e CD34. A positividade da desmina pode ser identificada em quase todos os casos. A imunorreactividade para a proteína SI00 está ausente.[106]

HISTIOCITOMA FIBROSO ANGIOMATÓIDE

Definição

O histiocitoma fibroso angiomatóide (AFH) afecta geralmente crianças e jovens adultos. Tem um fenótipo parcialmente mioide e um baixo potencial metastático. Este tumor não deve ser confundido com o histiocitoma fibroso aneurismático da pele, nem é idêntico a ele.

Sinónimo

Histiocitoma fibroso maligno angiomatóide.

Epidemiologia

Originalmente descrito por Enzinger em 1979, o AFH compreende 5% dos tumores designados como "histiocitoma fibroso maligno" e aproximadamente 0,3% de todos os tumores de tecidos moles. Embora o AFH tenha uma ampla faixa etária, desde o nascimento até aos 71 anos, é predominantemente um tumor de crianças e adultos jovens, com uma idade média de 20 anos. Em séries maiores, há uma ligeira predileção pelo sexo feminino, enquanto outras séries mostram uma predominância masculina.[106]

Localização

As extremidades são o local mais comum para a AFH, seguidas do tronco e da cabeça e pescoço. Sessenta e seis por cento das lesões ocorrem em áreas onde podem ser encontrados gânglios linfáticos normais, ou seja, fossa antecubital, fossa poplítea, axila, área inguinal, fossa supraclavicular e pescoço anterior e posterior.

Caraterísticas clínicas

A AFH é principalmente um tumor de crescimento lento da derme profunda e do subcutâneo e pode frequentemente simular um hematoma. Alguns doentes referem traumatismos anteriores na zona; a dor não é geralmente um sintoma. Sinais sistémicos ocasionalmente associados de febre, anemia e perda de peso sugerem a produção de citocinas pelo tumor, semelhante a tumores hematopoiéticos como o sarcoma de células do retículo fibroblástico, outra sugestão da possível relação da AFH com esta entidade. A RM do AFH pode revelar níveis de fluido, indicando hemorragia, semelhante à observada no quisto ósseo aneurismático.

Macroscopia

O tamanho médio do AFH é de 2,0 centímetros, variando entre 0,7 e 12,0 centímetros. A sua consistência firme e o seu aspeto circunscrito, cinzento-amarelado, assemelham-se grosseiramente a um gânglio linfático. Na superfície de corte, é frequentemente multinodular com espaços quísticos cheios de sangue e um aspeto castanho-avermelhado, denotando hemossiderina, simulando ocasionalmente um hematoma ou hemorragia quística dentro de um gânglio linfático.

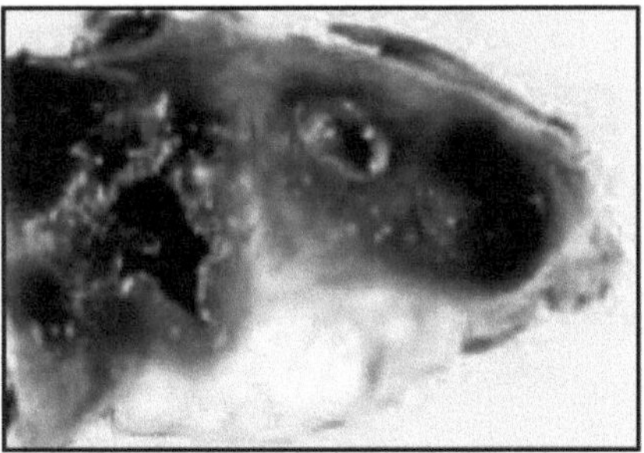

Histiocitoma fibroso angiomatóide. O aspeto macroscópico assemelha-se a um hematoma ou a uma hemorragia num gânglio linfático

Histopatologia

As quatro principais caraterísticas morfológicas da AFH podem ser encontradas em proporções variáveis:

(1) uma proliferação multinodular de células eosinofílicas, histiocitóides ou mióides,

(2) espaços pseudoangiomatóides,

(3) uma pseudocápsula fibrosa espessa, e

(4) um infiltrado linfoplasmocitário pericapsular.

As últimas três caraterísticas podem estar ausentes ou não serem aparentes nas secções histológicas apresentadas. Estão sempre presentes as células fusiformes ou pitelioides, geralmente uniformes com núcleos vesiculares ovóides e frequentemente dispostas em nódulos.

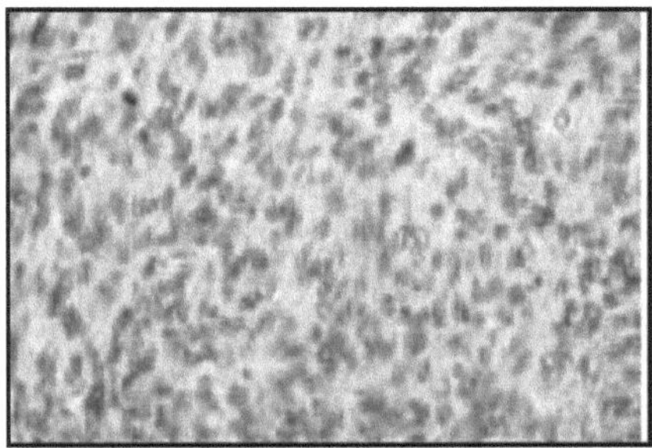

Proliferação fibro-histiocítica (miofibroblástica) com morfologia fusiforme

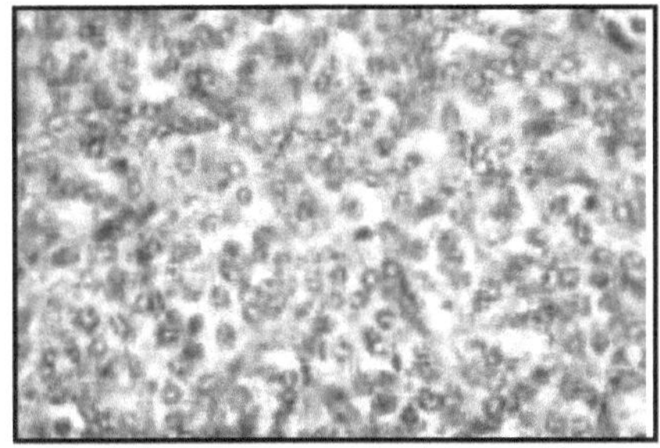

Proliferação fibro-histiocítica (miofibroblástica) com morfologia epitelioide.

Os espaços pseudoangiomatóides não são revestidos por endotélio, sendo antes espaços quísticos no interior do tumor, preenchidos por sangue. O infiltrado linfoplasmocitário e a formação ocasional de centros germinativos fazem com que este tumor simule histologicamente um tumor dos gânglios linfáticos; contudo, o infiltrado encontra-se frequentemente fora da pseudocápsula e os seios subcapsulares ou os linfáticos hilares de um gânglio linfático estão ausentes na HFA. Por vezes, observa-se um padrão de crescimento tipo bola de canhão e uma alteração mixoide. O pleomorfismo celular e o aumento da atividade mitótica podem ser identificados, particularmente nos tumores fusiformes, mas não se correlacionam com o resultado.

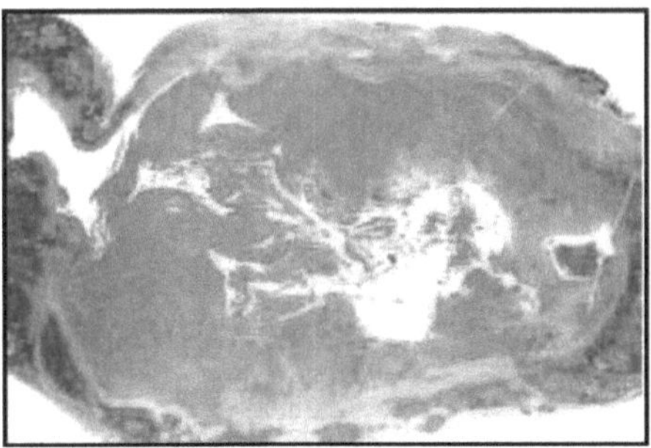

Histiocitoma fibroso angiomatóide com dilatação quística, parcialmente preenchido com sangue e rodeado por tecido linfoide

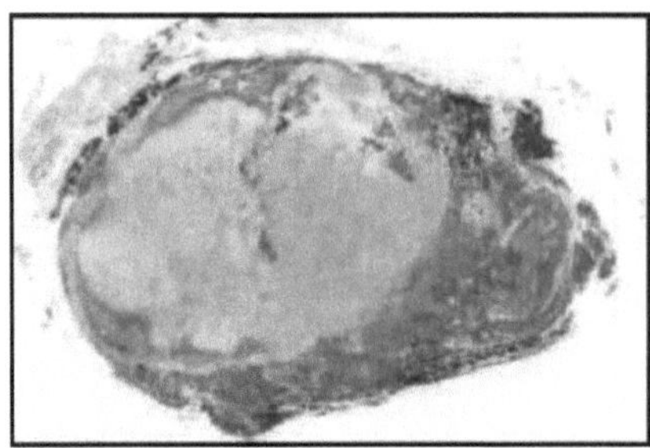

B Outro exemplo que demonstra caraterísticas morfológicas típicas: proliferação fibro-histiocítica e linfoide, espaços quísticos angiomatóides cheios de sangue e pseudocápsula, tudo isto simulando um tumor num gânglio linfático.

Imunofenótipo

A AFH é positiva para desmina em 50% dos casos, muitas vezes também com células positivas para desmina dispersas no interior da proliferação linfoide. Aproximadamente 40% dos casos apresentam positividade para EMA e muitos exemplos apresentam coloração para CD68. No entanto, estão ausentes fortes indícios de fenótipo histiocítico, de músculo liso ou de músculo esquelético. Metade dos casos pode ser positiva para o marcador inespecífico CD99. As células tumorais são uniformemente negativas para outros marcadores tumorais de células do retículo (CD21, CD35), proteína S100, HMB-45, queratinas, CD34 e marcadores específicos vasculares (CD31, Fator Vlllrag).[107]

TUMOR FIBROMIXÓIDE OSSIFICANTE

Definição

O tumor fibromixóide ossificante é uma neoplasia rara de linhagem incerta, com cordões e trabéculas de células ovóides embebidas numa matriz fibromixóide, frequentemente rodeadas por uma concha parcial de osso lamelar. Ocasionalmente, esta lesão pode adquirir um fenótipo maligno.

Epidemiologia

Os homens (64%) são mais frequentemente afectados do que as

mulheres. As lesões tendem a ocorrer em adultos, com a idade dos doentes a variar entre os 14 e os 79 anos, com uma idade média de 50 anos.

Localização

Aproximadamente 70% dos casos surgem nas extremidades. Outros locais de envolvimento incluem o tronco, a cabeça e o pescoço, a cavidade oral, o mediastino e o retroperitoneu.[108]

Caraterísticas clínicas

A maioria dos doentes apresenta uma massa subcutânea pequena e indolor, frequentemente ligada aos tendões, fáscia ou músculo esquelético subjacentes. As lesões são geralmente de longa duração e estão presentes de 1 a 20 ou mais anos (mediana de 4 anos).

Macroscopia

A maioria das lesões varia entre 3-5 cm na maior dimensão, com um tamanho médio de cerca de 4 cm. Ocasionalmente, os exemplos são grandes, medindo até 17 cm ou mais. Os tumores fibromixóides ossificantes são bem circunscritos, nodulares ou multinodulares, e tipicamente cobertos por uma pseudocápsula fibrosa espessa com ou sem uma concha de osso. Na secção de corte, são de cor branca a castanha e têm uma textura firme, dura ou borrachosa.

Histopatologia

O tumor fibromixóide ossificante é composto por lóbulos de células uniformes, redondas a fusiformes, dispostas em ninhos e cordões, e inseridas num estroma fibromixóide variável. Aproximadamente 80% das lesões estão rodeadas por uma concha incompleta de osso lamelar metaplásico (hipocelular), enquanto os outros 20% dos casos não possuem uma concha de osso (variante não ossificante).[108A] As células neoplásicas são monomórficas com núcleos redondos a ovóides e nucléolos inconspícuos, e uma quantidade escassa de citoplasma eosinofílico.

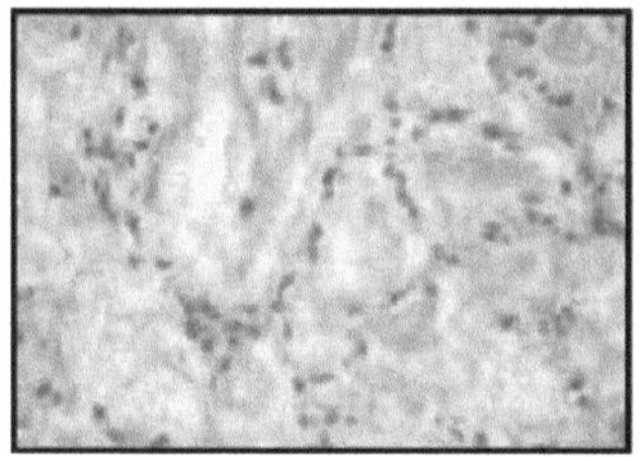

Tumor fibromixóide ossificante. As células são monomórficas e têm núcleos vesiculares com nucléolos inconspícuos e citoplasma eosinofílico escasso.

A atividade mitótica é normalmente inferior a 1 por 10 campos de alta potência. O estroma é bastante variável e pode ser predominantemente mixoide (azul de alcian positivo, sensível à hialuronidase) ou colagénico/hialinizado com uma vasculatura proeminente que pode exibir hialinização perivascular. Ocasionalmente, são identificadas calcificações e/ou nódulos de cartilagem metaplásica. Exemplos raros de tumor fibromixóide ossificante são hipercelulares e/ou apresentam um número aumentado de figuras mitóticas e deposição de osteoide tumoral por células neoplásicas de forma aleatória ou, mais frequentemente, no centro das lesões. Estas lesões foram denominadas "atípicas" ou "malignas" (para os tumores que metastizam). Para além disso, estes tumores fibromixóides ossificantes "atípicos" ou "malignos" tendem a ter uma concha óssea muito menos completa do que os exemplos convencionais.

Imunofenótipo

Os tumores fibromixóides ossificantes (incluindo exemplos atípicos e malignos) são tipicamente positivos para a vimentina e a proteína S100 (70%), apresentam frequentemente positividade para desmina e podem também expressar Leu-7, enolase específica dos neurónios, proteína ácida fibrilar glial e actina do músculo liso (raro). Casos raros mostram positividade focal da queratina[108].

TUMOR MISTO / MIOEPITELIOMA / PARACORDOMA **Definição**

Os tumores mistos são lesões bem circunscritas que apresentam elementos epiteliais e/ou mioepiteliais em proporções variáveis, no interior de um estroma hialinizado a condromixoide. Estes tumores, compostos maioritariamente por células mioepiteliais, muito semelhantes às observadas no adenoma pleomórfico e sem diferenciação ductal evidente, são designados mioepiteliomas. Os paraquordomas assemelham-se muito aos tumores mistos *I* mioepiteliomas e são melhor considerados dentro deste espetro.

Sinónimo

Tumor condromixoide ectomesenquimal.

Epidemiologia

A incidência real deste grupo de tumores é difícil de estimar, uma vez que só recentemente foram adequadamente caracterizados. Os tumores mistos/mioepiteliomas e os paraquordomas são normalmente encontrados em adultos, com uma idade média de 35 anos. Um número significativo de doentes, possivelmente até 20%, são crianças com menos de 10 anos de idade. Pode haver uma ligeira predominância do sexo masculino[109].

Localização

A grande maioria dos casos surge nos tecidos moles subcutâneos ou subfasciais profundos das extremidades (extremidades superiores > inferiores). Menos frequentemente, observa-se a localização nas regiões da cabeça e pescoço e do tronco. Raros relatos documentaram tumores mistos com origem no osso, todos envolvendo as extremidades[109].

Caraterísticas clínicas

A maioria dos doentes apresenta inchaços superficiais a subfasciais, indolores, com uma duração que varia entre algumas semanas e vários anos. A dor localizada é raramente referida.

Histopatologia

Histologicamente, os tumores mistos de tecidos moles apresentam o mesmo espetro morfológico observado nos seus homólogos das glândulas salivares. Proporções variáveis de células epitelióides de aspeto uniforme, com citoplasma eosinofílico a claro, dispostas em ninhos, cordões e dutos, e/ou células fusiformes, estão embebidas numa matriz hialinizada a condromixoide.[110]

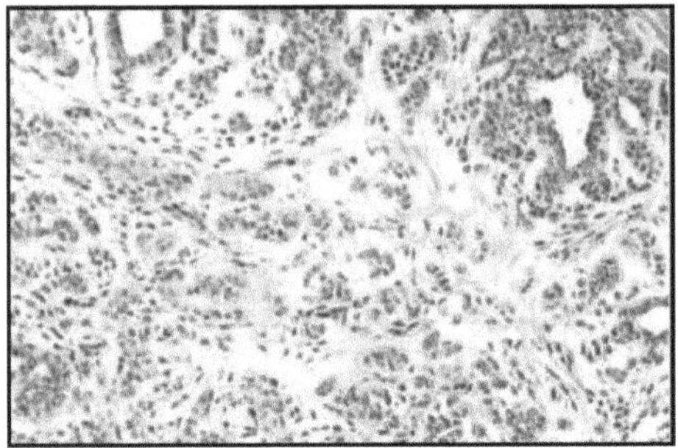

Mioepitelioma/tumor misto com células epitelióides dispostas em ninhos, dutos e padrões glandulares dentro de um estroma parcialmente mixoide.

Pode ser observada uma diferenciação divergente, incluindo metaplasia escamosa, adipocítica e óssea e cartilaginosa. Do ponto de vista histológico estrito, os mioepiteliomas diferem dos tumores mistos na medida em que normalmente não apresentam um componente ductal definido. Além disso, as células mioepiteliais variam de formas plasmocitóides a células fusiformes. As inclusões hialinas intracitoplasmáticas, uma caraterística previamente descrita em casos raros de siringoma condroide das extremidades, são raramente observadas, conferindo por vezes um aspeto "rabdoide".

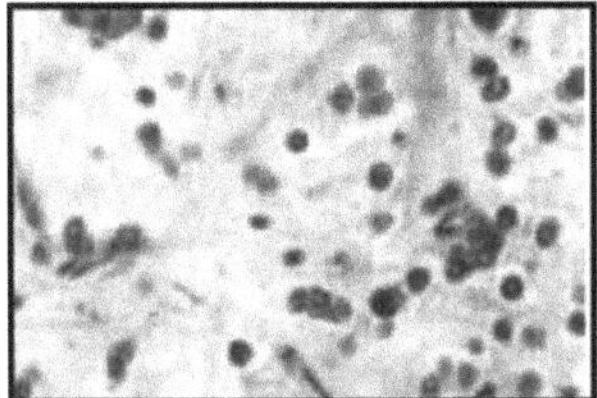

As células podem apresentar caraterísticas "rabdóides" e inclusões hialinas intracitoplasmáticas. Os paraquordomas assemelham-se muito aos tumores mistos, com a exceção de que a vacuolização citoplasmática pode ser uma caraterística proeminente nos primeiros.

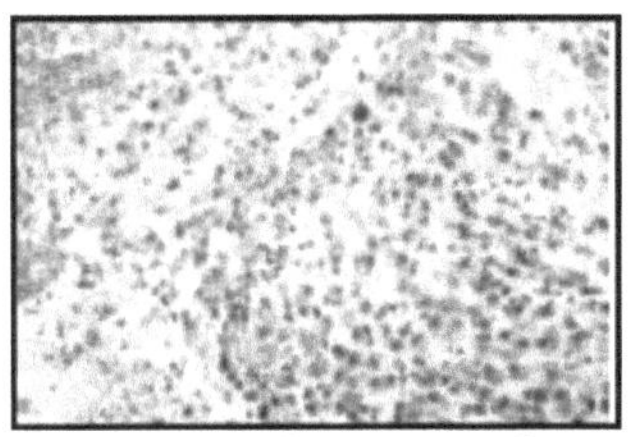

Os paraquordomas são frequentemente dominados por células epitelioides eosinofílicas grandes, com vacuolização variável.

A atividade mitótica tende a ser escassa, <2 mitoses por 10 campos de alta potência e o pleomorfismo nuclear é geralmente mínimo. À semelhança das lesões das glândulas salivares, a desdiferenciação em carcinoma ou sarcoma franco é observada em casos ocasionais.

Imunofenótipo

Apesar de um amplo espetro morfológico, mais de 95% dos casos expressam citoqueratina, vimentina e proteína S100.[110] De forma menos consistente, observa-se positividade para calponina, actina do músculo liso, proteína ácida fibrilar glial, desmina e antigénio da membrana epitelial.

SARCOMA DE PARTES MOLES ALVEOLARES

Definição

O sarcoma alveolar de partes moles (ASPS) é um tumor raro que afecta principalmente adolescentes e adultos jovens. É composto por células epitelióides grandes e uniformes, com citoplasma granular eosinofílico abundante, dispostas em ninhos sólidos e estruturas *I* ou alveolares, separadas por vasos finos e sinusoidais.

Epidemiologia

O ASPS é um tumor raro com uma frequência registada de 0,5% a 0,9% de todos os sarcomas dos tecidos moles.[111] Pode ocorrer em qualquer idade, mas é mais comum entre os 15 e os 35 anos. É raro antes dos 5 e depois dos 50 anos de idade. Há uma predominância feminina antes dos 30 anos e uma ligeira predominância masculina acima dos 30 anos.

Localização

Nos adultos, o tumor ocorre mais frequentemente nas extremidades, especialmente nos tecidos moles profundos da coxa. Em 41% dos 176 casos das duas maiores séries, o tumor teve origem na coxa ou nádega. Em crianças e bebés, a região da cabeça e do pescoço, especialmente a órbita e a língua, é o local de origem mais comum. Foram descritos casos isolados numa grande variedade de localizações invulgares, incluindo o trato genital feminino, o mediastino, o pulmão, o estômago e o osso.

Caraterísticas clínicas

A ASPS apresenta-se normalmente como uma massa indolor, de crescimento lento, que passa facilmente despercebida devido à sua relativa ausência de sintomas. A metástase precoce é uma caraterística deste tumor e, num bom número de casos, a metástase para o pulmão ou para o cérebro é a primeira manifestação da doença. As lesões orbitais apresentam-se mais frequentemente com proptose e tumefação das pálpebras. Devido à elevada vascularização do tumor, pode ocorrer ocasionalmente uma pulsação ou um sopro claramente audível.

Macroscopia

Os sarcomas de partes moles alveolares tendem a ser mal circunscritos, de cor cinzenta pálida ou amarelada, e apresentam uma consistência macia. As áreas de necrose e hemorragia são comuns, especialmente nos tumores maiores.

Histopatologia

O aspeto mais caraterístico ao microscópio de luz é o de um organoide ou padrão de nidificação que é melhor visto com baixa ampliação. Os ninhos tendem a ser uniformes, mas podem variar em tamanho e forma. Estão separados por divisórias delicadas de tecido conjuntivo que contêm canais vasculares sinusoidais revestidos por endotélio achatado. A perda de coesão celular e a necrose das células centralmente localizadas nos ninhos resulta no padrão pseudo-alveolar comummente observado e está na origem da designação descritiva "alveolar". Em alguns casos, especialmente em bebés e crianças, o tumor pode crescer como placas difusas de células sem um padrão de nidificação aparente. As células tumorais individuais são grandes, redondas ou poligonais e apresentam pouca variação de tamanho e forma. Contêm um ou dois núcleos vesiculares com nucléolos proeminentes, mas por vezes podem ser observados até cinco núcleos na mesma célula. A atipia nuclear é pouco comum, mas pode ocorrer. As bordas das células são bem definidas, conferindo um aspeto nitidamente epitelioide. O citoplasma é abundante, eosinofílico e finamente granular mas, ocasionalmente, pode parecer claro ou vacuolado. As figuras mitóticas são pouco frequentes. As células contêm frequentemente inclusões cristalinas romboides ou em forma de bastonete que podem ser fracamente aparentes em preparações histológicas coradas com hematoxilina e eosina, mas podem ser melhor demonstradas com coloração PAS após digestão com diastase. Estas inclusões variam muito em número de caso para caso. Nalguns casos, podem ser observadas em praticamente todas as células tumorais, enquanto noutros são raras ou mesmo ausentes. Para além dos cristais, podem também ser encontradas quantidades variáveis de glicogénio e grânulos resistentes à diástase, que provavelmente representam precursores dos cristais. A invasão vascular é uma caraterística quase invariável.

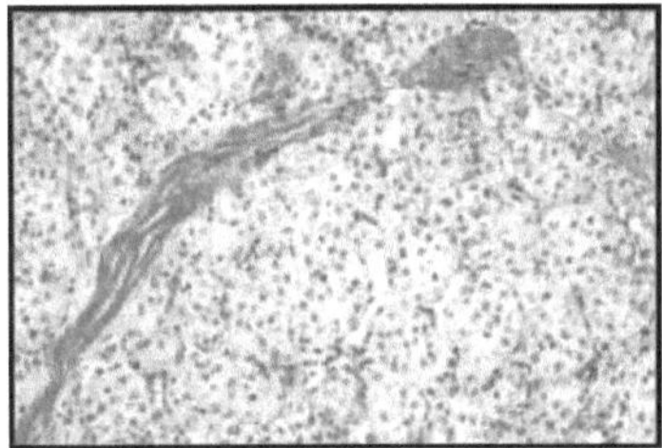

Sarcoma das partes moles alveolares (ASPS). **A** Ampliação baixa demonstrando o padrão organoide típico.

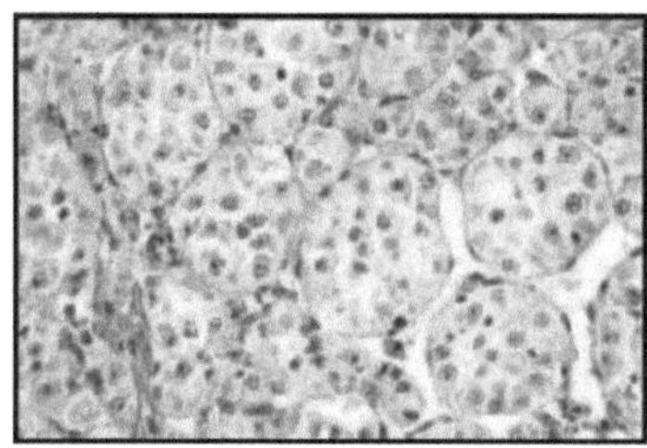

B Os ninhos de células tumorais são delineados por canais vasculares sinusoidais.

Imunofenótipo

A ASPS tem sido extensivamente estudada através de métodos imuno-histoquímicos, sem achados consistentemente positivos. Entre os marcadores musculares que têm sido investigados, a desmina é por vezes positiva, particularmente em secções congeladas, e existe frequentemente reatividade citoplasmática (mas não nuclear) para MyoDl.[112] A imunocoloração para miogenina tem sido consistentemente negativa. A positividade para a proteína S100 ou para a enolase específica dos neurónios foi demonstrada em cerca de um quarto dos casos, mas a expressão destes marcadores não tem valor diagnóstico ou significado na histogénese deste tumor. As ASPS não expressam sinaptofisina, cromogranina, proteínas de neurofilamento, citoqueratina ou antigénio da membrana epitelial. A maioria das células apresenta uma coloração nuclear moderada a forte com o anticorpo para a porção carboxiterminal do TFE3 retida na proteína de fusão, em contraste com a maioria das células normais que apresentam apenas uma coloração nuclear fraca ou ausente com este tipo de anticorpo TFE3. Os grânulos citoplasmáticos resistentes à ASdiastase associados à formação de cristais são imunorreactivos para MCT1 e CD147. O MCT1 é um transportador de monocarboxilato e o CD147 funciona, em parte, como a sua proteína chaperon.

SARCOMA DE CÉLULAS CLARAS DOS TECIDOS MOLES

Definição

Um sarcoma de tecidos moles de adultos jovens com diferenciação melanocítica, envolvendo tipicamente tendões e aponeuroses. Este tumor não está relacionado com as lesões pediátricas atualmente conhecidas como sarcoma de células claras do rim.

Sinónimo

Melanoma maligno das partes moles.

Epidemiologia

Estes tumores raros afectam normalmente adultos jovens, com um pico de incidência na terceira e quarta décadas. São raras as apresentações com idade inferior a 10 anos ou superior a 50 anos. Existe uma ligeira predominância feminina [113]

Localização

As extremidades são o principal local de envolvimento (90-95%), sendo a região do pé/tornozelo responsável por cerca de 40% dos casos. O sarcoma de células claras é geralmente profundo e frequentemente ligado a aponeuroses e tendões. O tumor pode estender-se ao subcutâneo ou à derme inferior, mas a epiderme está normalmente intacta. A cabeça e o pescoço e a região do tronco raramente são afectados. Os órgãos viscerais, o retroperitoneu, o osso, o pénis e as raízes dos nervos espinais são localizações excepcionais.

Caraterísticas clínicas

O tumor apresenta-se normalmente como uma massa de crescimento lento, estando presente durante várias semanas a vários anos. A dor e/ou a sensibilidade estão presentes em até 50% dos casos.

Macrosocópia

A maioria dos tumores é relativamente pequena (2-6 cm), embora tenham sido descritas lesões com até 15 cm. A superfície de corte mostra normalmente uma massa lobulada cinzento-esbranquiçada. Em casos raros, encontram-se áreas pigmentadas. Ocasionalmente, observa-se necrose ou degeneração cística.

Histopatologia

O sarcoma de células claras apresenta um padrão de crescimento típico, uniforme, aninhado ou fascicular. As células tumorais são poligonais ou fusiformes com citoplasma abundante eosinofílico ou claro. Os núcleos são tipicamente vesiculares com um nucléolo proeminente. Septos fibrosos finos delimitam os ninhos de células tumorais. Sarcoma típico de células claras com citoplasma mais eosinofílico. Note os núcleos vesiculares proeminentes e os nucléolos.

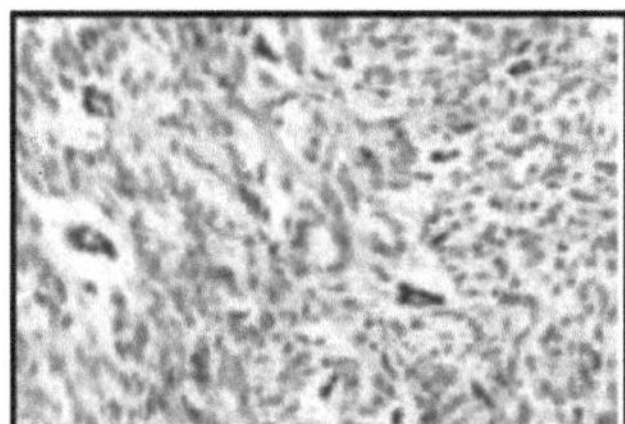

Área com células gigantes em forma de grinalda.

A atividade mitótica é normalmente relativamente baixa, tal como o grau de pleomorfismo. A melanina é raramente observada nas colorações de H&E, mas pode ser detectada por colorações de melanina em +/-50% dos casos. As variações morfológicas menos comuns em relação ao aspeto típico são: disposição das células fusiformes, pleomorfismo e atividade mitótica acentuados (especialmente em lesões recorrentes e metastáticas), aspeto de células redondas sólidas, aspeto microcístico e presença de estroma mixoide

Imunofenótipo: A positividade para a proteína S100, HMB45 e outros antigénios do melanoma é observada em quase todos os casos. A positividade para o HMB45 é frequentemente mais forte e mais difusa do que para a proteína S100. Foi observada a expressão de enolase específica dos neurónios, sinaptofisina, CD57 (Leu-7) e mesmo citoqueratina e actina.

CAPÍTULO 7

MARCADORES MOLECULARES

- MARCADORES MUSCULARES
- Músculo esquelético -- Myo DI
- Músculo liso - Desmina, Actinas musculares, Actina do músculo liso
- MARCADORES DE MACRÓFAGOS E HISTIÓCITOS
- CD 68
- Fator Xllla
- MARCADORES NEUROECTODÉRMICOS E NEUROENDÓCRINOS
- Enolase específica dos neurónios
- Cromograninas
- Sinaptofisina
- Proteína ácida fibrilar glial
- Leu-7
- Proteína de Neuro-Filamentos
- MARCADORES ENDOTELIAIS

  -Fator de von-Willebrand

  Lectina de Ulex

  Fator de crescimento endotelial vascular

CAPÍTULO 8
REFERÊNCIAS

1. Rydholm A (1983). Gestão de pacientes com tumores de tecidos moles. Estratégia desenvolvida num centro regional de oncologia. Ata Orthop Scand Suppl 203: 13-77.

2. Gustafson P (1994). Sarcoma de tecidos moles. Epidemiologia e prognóstico em 508 pacientes. Ata Orthop Scand Suppl 259:1-31.

3. Manoj Kumar Choudhuri - Citologia dos tumores dos tecidos moles: Cytological classification of soft tissue tumors;2008: 25:3: 79-80

4. Enzinger FM, Weiss SW (1988). Tumores dos tecidos moles. 2a ed. C.V.Mosby: St.Louis.1079

5. Chaljub G, Johnson PR (1996). Caraterísticas de RM in vivo do lipoma arborescens utilizando supressão de gordura e administração de contraste. J Comput Assist Tomogr 20: 85-87. 325. Chan CW,1610

6. Myhre-Jensen 0 (1981). Uma série consecutiva de 7 anos de 1331 tumores benignos de tecidos moles. Dados clinicopatológicos. Comparação com sarcomas. Ata Orthop Scand 52: 287-293.839/944/1135

7. Oliveira AM, Nascimento AG, Lloyd RV (2001). O mRNA da leptina e do recetor de leptina são amplamente expressos em tumores de diferenciação adipocítica. Mod Pathol 14: 549-555.

8. Nixon HH, Scobie WG (1971). Lipomatose congénita: relato de quatro casos. J Pediatr Surg 6: 742-745.

9. Grimmett GM, Hall MG, Jr., Aird CC, Kurtz LH (1973). Pelvic lipomatosis. Am J Surg 125: 347-349.

10. Greiss ME, Williams DH (1991). Macrodistrofia lipomatosa no pé. Relato de um caso e revisão da literatura. Arch Orthop Trauma Surg 110: 220-221.

11. Cossarizza A, Mussini C, Vigano A (2001). Mitocôndrias na patogénese da lipodistrofia induzida por medicamentos anti-retrovirais anti-HIV: actores ou espectadores? Bioessays 23:1070-1080.

12. Klopstock T, Naumann M, Seibel P, Shalke B, Reiners K, Reichmann H (1997). Mutações do ADN mitocondrial na lipomatose simétrica múltipla. Mol Cell Biochem 174: 271-275.

13. Dal Cin P, van den Berghe H, Pauwels P (1999). Sarcoma epitelioide do tipo proximal com cariótipo complexo incluindo i(8q). Cancer Genet Cytogenet 114: 80-82.

14. Silverman TA, Enzinger FM (1985). Hamartoma fibrolipomatoso do nervo. Uma análise clinicopatológica de 26 casos. Am J Surg Pathol 9: 7-14.

15. Cheung PK, McCormick C, Crawford BE, Esko JD, Tufaro F, Duncan G (2001). Mutações pontuais etiológicas na doença hereditária múltipla

gene EXT1 das exostoses: uma análise funcional da atividade da polimerase do sulfato de heparano. Am J Hum Genet 69: 55-66.

16. Cina SJ, Radentz SS, Smialek JE (1999). Um caso de angiolipomatose familiar com nódulos de Lisch. Arch Pathol Lab Med 123: 946- 948.

17. Dixon AY, McGregor DH, Lee SH (1981). Angiolipomas: um estudo ultra-estrutural e clinicopatológico. Hum Pathol 12: 739- 747.

18. Herens C, Thiry A, Dresse MF, Born J, Flagothier C, Vanstraelen G, Allington N, Bex V (2001). A translocação (16;17)(q22;pl3) é uma anomalia recorrente de quistos ósseos aneurismáticos. Cancer Genet Cytogenet 127: 83-84.

19. Meis JM, Enzinger FM (1991). Miolipoma de tecidos moles. Am J Surg Pathol 15: 121-125.

20. Meis JM, Enzinger FM (1993).Lipoma condroide. Um tumor único que simula o lipossarcoma e o condrossarcoma mixoide. Am J Surg Pathol 17:1103-1112.

21. Kindblom LG, Meis-Kindblom JM (1995). Lipoma condroide: uma análise ultra-estrutural e imunohistoquímica com observações adicionais sobre a sua diferenciação. Hum Pathol 26: 706-715.

22. Fanburg-Smith JC, Devaney KO, Miettinen M, Weiss SW (1998). Múltiplos lipomas de células fusiformes: um relato de 7 casos familiares e 11 não familiares. Am J Surg Pathol 22: 40-48.

23. Hawley IC, Krausz T, Evans DJ, Fletcher CD (1994). Lipoma de células fusiformes - uma variante pseudoangiomatosa. Histopatologia 24: 565-569.

24. Evans HL, Soule EH, Winkelmann RK (1979). Lipoma atípico, lipoma intramuscular atípico e lipossarcoma retroperitoneal bem diferenciado: uma reavaliação de 30 casos anteriormente classificados como lipossarcoma bem diferenciado. Cancro 43: 574-584.

25. Furlong MA, Fanburg-Smith JC, Miettinen M (2001). O espetro morfológico do hibernoma: um estudo clinicopatológico de 170 casos. Am J Surg Pathol 25: 809-814.

26. Gaffney EF, Hargreaves HK, Semple E, Vellios F (1983). Hibernoma: caraterísticas distintivas de microscopia de luz e eletrónica e relação com o tecido adiposo castanho. Hum Pathol 14: 677-687.

27. Fletcher CD (2000). Tumores de tecidos moles. In: Diagnostic Histopathology of Tumors, Fletcher CD, ed. 2ª ed., Churchill Livingstone: Ed. Churchill Livingstone: Londres.

28. Dei Tos AP, Mentzel T, Newman PL, Fletcher CD (1994). Lipossarcoma de células fusiformes, uma variante até agora não reconhecida do lipossarcoma. Análise de seis casos. Am J Surg Pathol 18: 913-921.

29. Dei Tos AP, Wadden C, Fletcher CD (1996). Coloração da proteína S-100 no lipossarcoma. A sua utilidade diagnóstica na variante mixoide de alto grau (células redondas). Appl Immunohistochem 4: 95-101.

30. Fletcher CD (2000). Tumores de tecidos moles. In: Diagnostic Histopathology of Tumors, Fletcher CD, ed. 2ª ed., Churchill Livingstone: Ed. Churchill Livingstone: Londres.

31. McCormick D, Mentzel T, Beham A, Fletcher CD (1994). Lipossarcoma desdiferenciado. Análise clinicopatológica de 32 casos, sugerindo um subgrupo de melhor prognóstico entre os sarcomas pleomórficos. Am J Surg Pathol 18:1213-1223.

32. Antonescu CR, Tschernyavsky SJ, Decuseara R, Leung DH, Woodruff JM, Brennan MF, Bridge JA, Neff JR, Goldblum JR, Ladanyi M (2001). Prognostic impact of P53 status, TLS-CHOP fusion transcript structure,

and histological grade in myxoid liposarcoma: a molecular and clinicopathologic study of 82 cases. Clin Cancer Res 7: 3977- 3987.

33. Fletcher CD (1997). Será que alguma vez conseguiremos prever de forma fiável o prognóstico num doente com lipossarcoma mixoide e de células redondas? Adv Anat Pathol 4: 108-113.

34. Azumi N, Curtis J, Kempson RL, Hendrickson MR (1987). Neoplasias atípicas e malignas com diferenciação lipomatosa. Um estudo de 111 casos. Am J Surg Pathol 11: 161-183.

35. Allen PW (1972). Fasciite nodular. Patologia 4: 9-26.

36. Goodlad JR, Fletcher CD (1990). Variante intradérmica da "fasciite" nodular. Histopatologia 17: 569-571.

37. Daroca PJ, Jr., Pulitzer DR, LoCicero J, III (1982). Ossifying fasciitis. Arch Pathol Lab Med 106: 682-685.

38. Montgomery EA, Meis JM (1991). Fasceíte nodular. O seu espetro morfológico e perfil imunohistoquímico. Am J Surg Pathol 15: 942-948.

39. Meis JM, Mackay B, Ordonez NG (1988). Epithelioid sarcoma: um estudo imunohistoquímico e ultra-estrutural. Surg Pathol 1: 13- 31.

40. el Jabbour JN, Bennett MH, Burke MM, Lessells A, O'Halloran A (1991). Miosite proliferativa. Um estudo imunohistoquímico e ultra-estrutural. Am J Surg Pathol 15: 654-659.

41. Ackerman LV (1958). Formação óssea e cartilaginosa não neoplásica localizada extra-óssea (a chamada miosite ossificante). J Bone Joint Surg 40A: 279-298.

42. Norman A, Dorfman HD (1970). Miosite ossificante circunscrita justacortical: evolução e caraterísticas radiográficas. Radiologia 96: 301-306.

43. Lagier R, Cox JN (1975). Miosite ossificante pseudomaligna. Um estudo patológico de oito casos. Hum Pathol 6: 653- 665.

44. Dickman PS, Triche TJ (1986). Extraosseous Ewing's sarcoma versus primitive rhabdomyosarcoma: diagnostic criteria and clinical correlation. Hum Pathol 17: 881-893.

45. Senzaki H, Kiyozuka Y, Uemura Y, Shikata N, Ueda S, Tsubura A (1998). Fibromatose hialina juvenil: relato de dois casos de irmãos adultos não aparentados e revisão da literatura. Pathol Int 48: 230-236.

46. Beckett JH, Jacobs AH (1977). Tumores fibrosos digitais recorrentes da infância: uma revisão. Pediatria 59: 401-406.

47. Choi KC, Hashimoto K, Setoyama M, Kagetsu N, Tronnier M, Sturman S (1990). Fibromatose digital infantil. Estudos imunohistoquímicos e de microscopia imunoelectrónica. J Cutan Pathol 17: 225-232.

48. Wehrli BM, Weiss SW, Yandow S, Coffin CM (2001). Fibromas associados a Gardner (GAF) em pacientes jovens: uma lesão fibrosa distinta que identifica a síndrome de Gardner insuspeita e o risco de fibromatose. Am J Surg Pathol 25: 645-651.

49. Dei Tos AP, Seregard S, Calonje E, Chan JK, Fletcher CD (1995). Angiofibroma de células gigantes. Um tumor orbital distinto em adultos. Am J Surg Pathol 19:1286-1293.

50. Thomas R, Banerjee SS, Eyden BP, Shanks JH, Bisset DL, Hunt R, Byers RJ,

Oogarah P, Harris M (2001). Estudo de quatro casos de angiofibroma de células gigantes extra-orbitário com documentação de algumas caraterísticas invulgares. Histopatologia 39: 390-396.

51. Reitamo JJ, Hayry P, Nykyri E, Saxen E (1982). The desmoid tumor. I. Incidência, sexo, idade e distribuição anatómica na população finlandesa. Am J Clin Pathol 77: 665-673.

52. Gurbuz AK, Giardiello FM, Petersen GM, Krush AJ, Offerhaus GJ, Booker SV, Kerr MC, Hamilton SR (1994). Desmoid tumours in familial adenomatous polyposis. Gut 35: 377-381.

53. Fetsch JF, Miettinen M, Laskin WB, Michal M, Enzinger FM (2000). Estudo clinicopatológico de 45 tumores pediátricos de tecidos moles com uma mistura de tecido adiposo e elementos fibroblásticos, e uma proposta de classificação como lipofibromatose. Am J Surg Pathol 24: 1491- 1500.

54. Hasegawa T, Matsuno Y, Shimoda T, Hasegawa F, Sano T, Hirohashi S (1999).Extrathoracic solitary fibrous tumors: their histological variability and potentially aggressive behavior. Hum Pathol 30: 1464-1473.

55. Hojo H, Newton WA, Jr., Hamoudi AB, Qualman SJ, Wakasa H, Suzuki S, Jaynes F (1995). Tumor miofibroblástico pseudo-sarcomatoso da bexiga urinária em crianças: estudo de 11 casos com revisão da literatura. Um estudo intergrupo de rabdomiossarcoma. Am J Surg Pathol 19: 1224-1236.

56. Coffin CM, Watterson J, Priest JR, Dehner LP (1995). Tumor miofibroblástico inflamatório extrapulmonar (pseudotumor inflamatório). Um estudo clinicopatológico e imuno-histoquímico de 84 casos. Am J Surg Pathol 19: 859-872.

57. Hachisuga T, Hashimoto H, Enjoji M (1984). Angioleiomioma. Uma reavaliação clinicopatológica de 562 casos. Cancro 54:126-130.

58. Kawagishi N, Kashiwagi T, Ibe M, Manabe A, Ishida-Yamamoto A, Hashimoto Y, Iizuka H (2000). Angioleiomioma pleomórfico. Am J Dermatopathol 22: 268- 271.

59. Hasegawa T, Seki K, Yang P, Hirose T, Hizawa K (1994). Mechanism of pain and cytoskeletal properties in angioleiomyomas: an immunohistochemical study. Pathol Int44: 66-72.

60. Kido A, Schneider-Stock R, Hauptmann K, Roessner A (1999). Telomerase activity in benign bone tumors and tumor-like lesions (Atividade da telomerase em tumores ósseos benignos e lesões semelhantes a tumores). Pathol Res Pract 195: 753-757.

61. Meis JM, Enzinger FM (1991). Miolipoma de tecidos moles. Am J Surg Pathol 15:121-125.

62. Saint Aubain SN, Fletcher CD (1999). Leiomiossarcoma de tecidos moles em crianças: análise clinicopatológica de 20 casos. Am J Surg Pathol 23:755-763.

63. Merchant W, Calonje E, Fletcher CD (1995). Leiomiossarcoma inflamatório: um subgrupo morfológico dentro da família heterogénea do chamado histiocitoma fibroso maligno inflamatório. Histopatologia 27: 525-532.

64. Shugart RR, Soule EH, Johnson EW (1963). Glomus tumor. Surg Gynecol Obstet 117: 334.

65. Slater DN, Cotton DW, Azzopardi JG (1987). Tumor glômico oncocítico:

uma nova variante. Histopatologia 11: 523-531.

66. Folpe AL, Fanburg-Smith JC, Miettinen M, Weiss SW (2001). Tumores glómicos atípicos e malignos: análise de 52 casos, com uma proposta de reclassificação dos tumores glómicos. Am J Surg Pathol 25:1-12.

67. Granter SR, Badizadegan K, Fletcher CD (1998). Miofibromatose em adultos, glomangiopericitoma e miopericitoma: um espetro de tumores com diferenciação mioide perivascular. Am J Surg Pathol 22:513-525.

68. Kapadia SB, Meis JM, Frisman DM, Ellis GL, Heffner DK, Hyams VJ (1993). Rabdomioma adulto da cabeça e pescoço: um estudo clinicopatológico e imunofenotípico. Hum Pathol 24: 608- 617.

69. Hamper K, Renninghoff J, Schafer H (1989). Rabdomioma da laringe recorrente após 12 anos: imunocitoquímica e diagnóstico diferencial. Arch Otorhinolaryngol 246: 222-226.

70. Dehner LP, Enzinger FM, Font RL (1972). Rabdomioma fetal. Uma análise de nove casos. Cancro 30:160-166.

71. di Sant'Agnese PA, Knowles DM (1980). Rabdomioma extracardíaco: um estudo clinicopatológico e revisão da literatura. Cancro 46: 780-789

72. Kapadia SB, Meis JM, Frisman DM, Ellis GL, Heffner DK (1993). Rabdomioma fetal da cabeça e pescoço: um estudo clinicopatológico e imunofenotípico de 24 casos. Hum Pathol 24: 754-765.

73. Kapadia SB, Norris HJ (1993). Rabdomioma da vagina. Mod Pathol 6: 75A.

74. Gurney JG, Davis S, Severson RK, Fang JY, Ross JA, Robison LL (1996). Trends in cancer incidence among children in the U.S. Cancer 78: 532-541.

75. Coffin CM, Rulon J, Smith L, Bruggers C, White FV (1997). Caraterísticas patológicas do rabdomiossarcoma antes e depois do tratamento: uma análise clinicopatológica e imunohistoquímica. Mod Pathol 10: 1175-1187.

76. Newton WA, Jr., Gehan EA, Webber BL, Marsden HB, van Unnik AJ, Hamoudi AB, Tsokos MG, Shimada H, Harms D, Schmidt D,. (1995). Classification of rhabdomyosarcomas and related sarcomas.

Aspectos patológicos e proposta de uma nova classificação - um estudo intergrupo sobre rabdomiossarcoma. Cancro 76:1073-1085.

77. Parham DM, Webber B, Holt H, Williams WK, Maurer H (1991). Estudo imunohistoquímico de rabdomiossarcomas infantis e neoplasias relacionadas. Resultados de um projeto de estudo de rabdomiossarcoma do Intergrupo. Cancro 67: 3072-3080.

78. Newton WA, Jr., Soule EH, Hamoudi AB, Reiman HM, Shimada H, Beltangady M, Maurer H (1988). Histopatologia dos sarcomas infantis, Estudos de Rabdomiossarcoma Intergrupo I e II: correlação clinicopatológica. J Clin Oncol 6: 67-75.

79. Dias P, Chen B, Dilday B, Palmer H, Hosoi H, Singh S, Wu C, Li X, Thompson J, Parham D, Qualman S, Houghton P (2000). A forte imunomarcação para miogenina no rabdomiossarcoma está significativamente associada a tumores da subclasse alveolar. Am J Pathol 156: 399- 408.

80. Fletcher CD (1992). Histiocitoma fibroso maligno pleomórfico: facto ou ficção? Uma reavaliação crítica baseada em 159 tumores diagnosticados como sarcoma pleomórfico. Am J Surg Pathol 16: 213-228.

81. Furlong MA, Mentzel T, Fanburg-Smith JC (2001). Rabdomiossarcoma pleomórfico em adultos: um estudo clinicopatológico de 38 casos com ênfase em variantes morfológicas e marcadores recentes específicos do músculo esquelético. Mod Pathol 14: 595-603.

82. Fetsch JF, Weiss SW (1991). Observações sobre a patogénese do hemangioma epitelioide (hiperplasia angiolinfóide). Mod Pathol 4: 449-455.

83. Rao VK, Weiss SW (1992). Angiomatose dos tecidos moles. Uma análise das caraterísticas histológicas e dos resultados clínicos em 51 casos. Am J Surg Pathol 16: 764-771.

84. Weiss SW, Goldblum JR (2001). Tumores benignos e lesões tumorais dos vasos sanguíneos. In: Enzinger and Weiss's Soft Tissue Tumours. 4a ed. Mosby- Harcourt: Philadelphia, pp. 873-875.

85. Flanagan BP, Helwig EB (1977). Linfangioma cutâneo. Arch Dermatol 113: 24-30.

86. Folpe AL, Veikkola T, Valtola R, Weiss SW (2000). Vascular endothelial growth fator recetor-3 (VEGFR-3): a marker of vascular tumors with presumed lymphatic differentiation, including Kaposi's sarcoma, kaposiform and Dabska-type hemangioendotheliomas, and a subset of angiosarcomas. Mod Pathol 13:180-185.

87. Tsang WY, Chan JK (1991). Hemangioendotelioma infantil Kaposilike. Uma neoplasia vascular distinta do retroperitoneu. Am J Surg Pathol 15:

982-989

88. Mentzel T, Stengel B, Katenkamp D (1997). [Hemangioendotelioma retiforme. Relato de caso clínico-patológico e discussão do grupo de tumores vasculares de baixa malignidade]. Pathologe 18: 390- 394.

89. Calonje E, Fletcher CD, Wilson-Jones E, Rosai J (1994). Hemangioendotelioma retiforme. Uma forma distinta de angiossarcoma de baixo grau delineada numa série de 15 casos. Am J Surg Pathol 18:115-125.

90. Fanburg-Smith JC, Michal M, Partanen TA, Alitalo K, Miettinen M (1999). Angioendotelioma papilar intralinfático (PILA): relato de doze casos de um tumor vascular distinto com caraterísticas fenotípicas de vasos linfáticos. Am J Surg Pathol 23:1004-1010.

91. Reis-Filho JS, Paiva ME, Lopes JM (2002). Hemangioendotelioma congénito composto: relato de caso e reavaliação do espetro do hemangioendotelioma. J Cutan Pathol 29: 226-231.

92. Ensoli B, Sgadari C, Barillari G, Sirianni MC, Sturzl M, Monini P (2001). Biologia do sarcoma de Kaposi. Eur J Cancer 37:1251-1269.

93. Ruszczak Z, Mayer-da-Silva A, Orfanos CE (1987). Alterações angioproliferativas na pele perilesional clinicamente não envolvida no sarcoma de Kaposi associado à SIDA. Dermatologica 175: 270-279.

94. Folpe AL, Chand EM, Goldblum JR, Weiss SW (2001). A expressão de Fli-1, um fator de transcrição nuclear, distingue as neoplasias vasculares de potenciais mímicos, m J Surg Pathol 25:1061-1066.

95. Mentzel T, Beham A, Calonje E, Katenkamp D, Fletcher CD (1997).

Hemangioendotelioma epitelioide da pele e dos tecidos moles: estudo clinicopatológico e imuno-histoquímico de 30 casos. Am J Surg Pathol 21: 363-374.

96. Weiss SW, Goldblum JR (2001). Tumores vasculares malignos. In: Enzinger and Weiss's Soft Tissue Tumours. 4a ed. Mosby-Harcourt: Philadelphia, pp. 917-954.

97. Chung EB, Enzinger FM (1978). Condroma de partes moles. Cancro 41: 1414-1424.

98. Kamineni S, Briggs TW, Saifuddin A, Sandison A (2001). Osteofibrous dysplasia of the ulna. J Bone Joint Surg Br 83:1178-1180.

99. Yamada T, Irisa T, Nakano S, Tokunaga O (1995). Condroma extra-esquelético com elementos condroblásticos e granulomatosos. Clin Orthop 257-261.

100. Sordillo PP, Hajdu SI, Magill GB, Golbey RB (1983). Sarcoma osteogénico extra-ósseo. Uma revisão de 48 pacientes. Cancro 51: 727-734.

101. Lidang JM, Schumacher B, Myhre JO, Steen NO, Keller J (1998). Osteossarcomas extra-esqueléticos: um estudo clinicopatológico de 25 casos. Am J Surg Pathol 22: 588-594.

102. Miettinen M, Hockerstedt K, Reitamo J, Totterman S (1985). Mixoma intramuscular - um estudo clinicopatológico de vinte e três casos. Am J Clin Pathol 84: 265-272.

103. Meis JM, Enzinger FM (1992). Mixoma justa-articular: um estudo clínico e patológico de 65 casos. Hum Pathol 23: 639- 646.

104. Iezzoni JC, Fechner RE, Wong LS, Rosai J (1995). Angiomixoma agressivo em homens. Relato de quatro casos. Am J Clin Pathol 104: 391-396.

105. Granter SR, Nucci MR, Fletcher CD (1997). Angiomixoma agressivo: reavaliação da sua relação com o angiomiofibroblastoma numa série de 16 casos. Histopatologia 30: 3-10.

106. Enzinger FM (1979). Histiocitoma fibroso maligno angiomatóide: um tumor fibro-histiocítico distinto de crianças e adultos jovens que simula uma neoplasia vascular. Cancro 44: 2147-2157.

107. Fanburg-Smith JC, Miettinen M (1999).Histiocitoma fibroso "maligno" angiomatóide: estudo clinicopatológico de 158 casos e exploração do fenótipo mioide. Hum Pathol 30:1336-1343.

108. Enzinger FM, Weiss SW, Liang CY (1989). Tumor fibromixóide ossificante de partes moles. Uma análise clinicopatológica de 59 casos. Am J Surg Pathol 13: 817-827.

109. de Pinieux G, Beabout JW, Unni KK, Sim FH (2001). Tumor misto primário do osso. Skeletal Radiol 30: 534-536.

110. Kilpatrick SE, Hitchcock MG, Kraus MD, Calonje E, Fletcher CD (1997). Tumores mistos e mioepteliomas de tecidos moles: um estudo clinicopatológico de 19 casos com um conceito unificador. Am J Surg Pathol 21:13-22.

111. Lawrence W, Jr., Donegan WL, Natarajan N, Mettlin C, Beart R, Winchester D (1987). Sarcomas de tecidos moles em adultos. A pattern of care survey of the American College of Surgeons. Ann Surg 205: 349-359.

112. Ordonez NG (1999). Sarcoma de partes moles alveolares: uma revisão e atualização. Adv Anat Pathol 6:125-139.